AF311739

TRAVAUX DU Dr H. PICARD

La pierre dans la vessie, avec Indications spéciales sur les moyens de la prévenir, ses premiers symptômes et son traitement par la lithotritie, par Walter J. COULSON, chirurgien de Lock Hospital. Traduit de l'anglais par le Docteur Henri PICARD. 1 vol. in-8 de 242 pages, 1874..... .... 3 fr.

Note sur les inflammations et abcès de la prostate. Paris, 1875 ....,..................... 1 fr. 60

Traité des maladies de la prostate. Paris, 1877. In-8°... 8 fr.

Traité des maladies de l'urèthre. Paris, 1877.-In-8°.... 8 fr.

Traité des maladies de la vessie et de l'affection calculeuse. Paris, 1878. In-8°.................................. 8 fr.

Des dangers du cathétérisme chez les vieillards. Paris, 1879. In-8°. V. A. Delahaye et Cie...................... 1 fr. 50

Contribution à l'histoire de la tuberculisation génitale et urinaire. Paris, 1879. In-8°. G. Masson............ 1 fr. 50

La Vallée de Davos, Paris, 1882, bureau du *Progrès médical*, 6, rue des Écoles.

NÉVROSES

DES

ORGANES GÉNITO-URINAIRES

DE L'HOMME

PAR

ULTZMANN

Professeur agrégé (docent) des maladies des organes
génito-urinaires de l'homme à l'Université impériale et royale de Vienne,
Médecin en chef à la Polyclinique de la même ville ;

TRADUIT DE L'ALLEMAND

PAR

LE Dr HENRI PICARD

Professeur libre de chirurgie des voies urinaires
à l'École pratique.

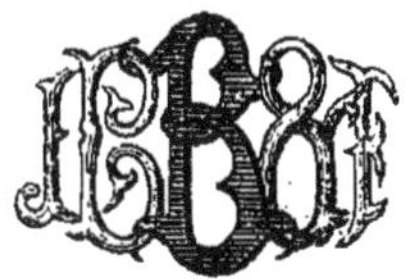

PARIS

LIBRAIRIE J.-B. BAILLIÈRE ET FILS

19, RUE HAUTEFEUILLE, PRÈS DU BOULEVARD SAINT-GERMAIN

—

1883

BIBLIOTHÈQUE NATIONALE R.F. IMPRIMÉS.

A M. JULES FRŒLICH

HOMMAGE BIEN AFFECTUEUX

Cet hommage, mon cher ami, n'est qu'un acte de justice, puisque vous avez été mon collaborateur dans la traduction de ce petit ouvrage.

Dʳ H. PICARD.

PRÉFACE

Sous la **dénomination de névropathies** ou de névroses des organes génito-urinaires de l'homme, Ultzmann comprend les différentes manifestations morbides provoquées par les maladies de ces organes, qu'elles soient ou non accompagnées de lésions anatomiques.

Le lecteur trouvera dans cet ouvrage une description succincte et claire d'affections communes dans la pratique et des moyens, sinon certains, au moins sages de les traiter. Je dis sages parce qu'ils ne peuvent nuire, et sinon certains parce que, dans les maladies des organes génito-urinaires de l'homme, le système nerveux joue un rôle si important et, souvent, si prédominant, qu'elles sont dans beaucoup de cas bien plus difficiles à guérir que d'autres.

Paris, le 15 octobre 1882.

Dr H. PICARD

44, rue du Colisée,

Lundi, mercredi, vendredi, de midi à deux heures.

DES NÉVROPATHIES

DES

ORGANES GÉNITO-URINAIRES DE L'HOMME

GÉNÉRALITÉS

Fréquence des névropathies, leurs causes; relations du système nerveux avec les organes génito-urinaires; urine dans les névropathies; glycosurie; urine alcaline, ammoniacale, phosphatique; indigo dans l'urine; albumine; oxalate de chaux; carbonate de chaux; phosphate de magnésie.

Les névropathies des organes génito-urinaires de l'homme sont fréquentes. Quoique celles de l'appareil urinaire puissent exister sans que les organes sexuels soient malades, on rencontre pourtant assez souvent diverses névroses des deux appareils, ayant une origine étiologique semblable, sur le même individu, en sorte qu'il semble logique de comprendre dans une seule description, comme des affections congénères, les névroses de ces deux appareils.

L'étiologie de ces diverses espèces de maladies est très variable. Il faut la chercher tantôt dans des modifications locales de ce qu'on appelle le col de la vessie (prostate), tantôt dans des troubles nutritifs généraux.

Les troubles nutritifs généraux sont la conséquence d'affections chroniques du cerveau et de la moelle épinière, ou consistent en une irritabilité réflexe morbide excessive, le plus souvent héréditaire et congénitale, mais ordinairement cependant accompagnée d'anémie et de faiblesse générale. Néanmoins des sujets tout à fait bien constitués peuvent aussi être atteints de cette irritabilité excessive qui prédispose aux névroses de la sphère urinaire et génitale, lorsqu'ils débilitent leur organisme par une fatigue physique excessive et surtout surmènent leur cerveau par des travaux intellectuels prolongés. Il n'est pas rare, en effet, d'observer des envies fréquentes d'uriner (cystospasme) chez des personnes astreintes à un travail de nuit fatigant, ou bien chez des individus dont l'esprit toujours en éveil supporte une grande responsabilité, tels que caissiers, secrétaires, etc. De même les soucis ordinaires de la vie donnent fréquemment naissance aux névroses les plus diverses de l'appareil urinaire. Cependant des ébranlements subits du système nerveux : une grande frayeur, la douleur ou le deuil, engendrent aussi des névroses de la sphère urinaire et génitale. Déjà chez l'enfant, on peut observer l'action directe du système nerveux central sur l'appareil urinaire, quand, par crainte d'une correction, il laisse échapper involontairement l'urine dans ses vêtements. Nous voyons de même de fréquentes envie d'uriner, accompagnées de polyurie, survenir chez des individus en proie à une émotion prolongée ;

les candidats à des examens difficiles, par exemple, quand le succès est douteux, ou les personnes engagées dans des spéculations commerciales dont l'issue est problématique. De grandes pertes inattendues, comme on en éprouve parfois à la suite d'opérations de bourse malheureuses ou la mort d'une personne aimée, peuvent également engendrer les troubles les plus divers de l'appareil génital et urinaire. C'est ainsi que j'ai vu fréquemment, chez des hommes d'affaires, dont la fortune avait été fortement endommagée, apparaître soudainement des envies fréquentes d'uriner, de la polyurie, souvent même une légère glycosurie, et, en outre, de l'impuissance, des pollutions, de la spermatorrhée.

Mais un bien plus grand nombre de névroses tirent leur origine des états morbides dus à des modifications locales de l'appareil urinaire et qu'on doit, pour cette raison, comprendre dans les névroses réflexes. La gonorrhée exerce la plus funeste influence sur l'urèthre et la prostate. Une gonorrhée normale commence à l'orifice uréthral et finit au sphincter vésical externe. Si elle marche irrégulièrement et franchit l'isthme uréthral[1], la prostate est la première comprise dans le domaine du mal; elle devient catarrhale, et, quand une fois le catarrhe de la prostate est passé à l'état chronique, les névroses les plus diverses apparaissent successivement, soit dans la sphère urinaire, soit dans la sphère génitale. On voit aussi des hyperémies et même des catarrhes prostatiques, localisés au véru-

1. Le collet du bulbe.

montanum, apparaître après des excès vénériens ou d'onanisme. Dans ce cas, par suite d'excitations sexuelles prolongées et trop souvent répétées, l'hyperémie de la portion prostatique et surtout du vérumontanum est entretenue suffisamment longtemps pour passer à l'état chronique, pénétrer dans les conduits prostatiques, l'utricule, les canaux éjaculateurs et donner naissance à un état catarrhal. Ces hyperémies et inflammations chroniques de la prostate ont souvent aussi pour conséquence une exaltation de l'action réflexe et une grande susceptibilité nerveuse, et fréquemment on observe, chez l'homme, des phénomènes semblables à ceux qui ne se voient d'ordinaire que chez les femmes fortement hystériques. Comme un grand nombre de femmes atteintes d'affections nerveuses et d'hystérie souffrent d'anomalies de la matrice, accompagnées de catarrhe du col, nous ne nous étonnerons pas que des hommes tourmentés de fluxions hyperémiques chroniques ou inflammatoires présentent des états nerveux analogues, d'autant plus que la prostate, avec son utricule, est l'organe mâle correspondant à l'utérus.

Les relations exactes du système nerveux avec les fonctions de l'appareil génito-urinaire sont encore très peu connues ; cependant nous savons, par Eckhard et Goltz, que les centres nerveux, présidant à l'érection, doivent être cherchés dans la portion lombaire de la moelle épinière. De même, la sécrétion du sperme, les mouvements des tubes séminifères et des vésicules séminales dépendent de l'influence médullaire.

La prostate, comme l'utérus, est un organe très

riche en nerfs, l'un et l'autre sont innervés par le même réseau nerveux. Le plexus hypogastrique du sympathique . renforcé par des filets des ganglions sacrés et des rameaux honteux du plexus sacré, innerve, par ses fibres latérales, le plexus utérin chez la femme et le plexus vésical chez l'homme, de plus la vessie, les vésicules séminales et la prostate. Dans l'utérus, selon Kilian, les nerfs seraient nombreux au col, et, d'après Klein, on trouve un grand nombre de filets nerveux disséminés dans la prostate, entre le sphincter uréthral et les fibres musculaires circulaires striées des couches corticales qui, s'étendant jusqu'à l'urèthre, renferment, en outre, entre leurs faisceaux, beaucoup de cellules ganglionnaires. De même, la couche corticale de la prostate contient des noyaux ganglionnaires et des corpuscules de Pacini, qui, comme ailleurs, n'existent que dans des organes très sensibles et riches en nerfs. Comme le plexus hypogastrique du sympathique est en rapport direct avec les nerfs honteux venant de la moelle épinière, lesquels sont des rameaux du plexus sacré en relation intime avec les nerfs lombaires, on comprendra certainement que, lorsque dans des organes très riches en nerfs, tels que l'utérus et la prostate, les extrémités périphériques de ces nerfs sont continuellement excitées par une inflammation chronique, la transmission e cette excitation à d'autres nerfs, appartenant aux ramifications de ceux que nous venons de désigner, puisse engendrer les névroses les plus diverses de la sphère génito-urinaire. Les helminthes, l'oxyure vermiculaire, les eczémas et les ulcères catarrhaux de l'anus ne donnent-ils pas de même naissance, par voie de transmission, à des névroses de l'appareil génito-urinaire, de même aussi qu'à une excitabilité réflexe générale?

On a très rarement l'occasion de faire l'anatomie pathologique des cas de ce genre. Kaula en a réuni plusieurs et constaté des transformations organiques consécutives, tantôt à une inflammation chronique de la portion prostatique de l'urèthre se prolongeant au travers des conduits éjaculateurs jusqu'aux vésicules séminales, tantôt des modifications des conduits éjaculateurs dont les orifices et le calibre étaient dilatés; d'autres fois des strictures, des inflammations du col de la vessie; des hypertrophies totales ou partielles de la prostate, ou au contraire, son atrophie (Curschmann).

L'urine dans les névroses en général, et surtout dans celles de l'appareil génito-urinaire, présente des signes si caractéristiques que leur connaissance exacte peut devenir un réel élément de diagnostic. On s'aperçoit de suite que les malades atteints de névroses souffrent souvent simultanément de polyurie. Ils urinent fréquemment, mais tout à fait sans douleur ni difficulté et uniquement parce qu'ils produisent beaucoup d'urine. Comme cela a lieu dans la polyurie, l'urine jaune paille claire et limpide a un poids spécifique au-dessous de la normale. Souvent cependant la quantité d'urine peut être considérable sans que la densité ait diminué en proportion. Simultanément l'évacuation des matériaux solides augmente; il y a diabète insipide. Ainsi j'ai vu un garçon de treize ans,

anémique et nerveux, secréter chaque jour 7 litres
d'urine incolore, presque aussi claire que de l'eau,
d'un poids spécifique de 1,005. La quantité de matières solides s'élevait à 81 grammes par vingt-
quatre heures. Le malade avait toujours soif et pouvait, à chaque moment, évacuer une quantité d'urine
variant de 400 à 500 centimètres cubes. Il n'y avait
pas trace de sucre.

On sait, depuis Claude Bernard, qu'une piqûre de
la base du quatrième ventricule du cerveau sur un
point étroitement limité à l'origine des nerfs vagues et
à celle des nerfs acoustiques, produit la polyurie et
en même temps la glycosurie. On a aussi observé que
certaines modifications du système nerveux central
sont accompagnées de polyurie et de glycosurie.

Si l'effet de la piqûre ne se produit pas, en ce
sens que la glycosurie n'a pas lieu, on observe pourtant d'ordinaire de la polyurie. On rencontre de même
assez souvent la polyurie chez les malades atteints
d'une affection du système nerveux central. Lécorché
et d'autres ont trouvé que dans le diabète sucré il y a
simultanément augmentation de l'élimination des éléments azotés de l'urine, c'est-à-dire tout à la fois une
azoturie ou un diabète insipide. J'ai eu aussi plusieurs
fois l'occasion de me convaincre que ces formes légères de diabète sucré, qui peuvent être guéries par une
alimentation exclusivement animale, fournissent, alors
qu'elles sont soi-disant terminées, beaucoup plus de
matériaux urinaires et d'acide urique qu'à l'état normal, et que, par conséquent, l'azoturie persiste. Chez
un diabétique dont l'urine s'élevait à 4 litres en

vingt-quatre heures et renfermait 5 pour 100 de sucre, celui-ci disparut en peu de temps sous l'influence d'une nourriture exclusivement animale ; mais les éléments solides s'élevaient à 100 grammes en vingt-quatre heures, soit à un tiers de plus que la quantité normale.

On ne peut pas toujours expliquer de la même façon la polyurie dans les névroses ; cependant, dans la plupart des cas, il s'agit d'un état d'excitation. Dans les expériences sur les animaux, Claude Bernard, après chaque piqûre, trouvait les intestins fortement hyperémiés.

On observe bien moins souvent dans les névroses une diminution de la quantité d'urine ; c'est-à-dire l'oligurie et même l'anurie. Je n'ai rencontré l'anurie, sans affection des reins et avec état général relativement satisfaisant, que deux fois jusqu'ici et chez deux femmes hystériques. Chez ces malades, je n'ai pu retirer avec la sonde qu'une quantité d'urine insignifiante. Dans ces cas, l'anurie durait de un à deux jours. Benedikt prétend cependant avoir observé une femme hystérique, chez laquelle l'anurie dura huit jours. Chez les hommes, je n'ai pas encore rencontré d'anurie nerveuse [1].

Du reste, on trouve assez souvent du sucre en petite quantité, et même jusqu'à 2 pour 100 pendant quelque temps, dans l'urine des malades affectés de névroses. Ainsi j'ai retiré une fois, mais d'une manière passagère, 2 pour 100 de sucre de l'urine d'un malade affecté d'impotence et d'irritabilité réflexe générale.

____

1. Lire sur l'anurie la thèse de Merklen, Paris, 1881.

J'ai vu aussi plusieurs fois, à la suite d'une violente contention d'esprit, une glycosurie légère persister des jours et des semaines. J'ai de même souvent observé, chez des malades atteints d'affections chroniques du cerveau et de la moelle, une légère quantité de sucre dans les urines. Leudet a trouvé du sucre dans l'urine, dans les maladies du cerveau les plus diverses. De même, à la suite d'une chute sur la tête, après l'absorption de certains médicaments (curare, morphine), on trouve pendant quelque temps du sucre dans l'urine.

Une légère glycosurie symptomatique, ordinairement passagère, n'est donc pas une affection rare dans les maladies du système nerveux, et on ne doit, en aucune façon, lui attribuer la même influence qu'au diabète sucré. J'ai connu un monsieur âgé qui avait eu, dix ans auparavant, 3 pour 100 de sucre dans l'urine. Il n'avait plus aucun symptôme diabétique et faisait chaque année une saison à Karlsbad. Peu à peu sa vessie s'était paralysée et il fut pris tout à coup, il y a trois ans, d'une rétention d'urine. Quand je le vis, à cette époque, je ne lui trouvai plus de sucre, et, en général, jusqu'à sa mort arrivée récemment, à la suite d'une néphrite interstitielle, je n'en ai pas pu découvrir dans son urine. Ici, la glycosurie paraît avoir été en rapport avec la paralysie de la vessie. Que l'on rencontre une légère glycosurie dans les affections du foie et de la veine porte, c'est un fait clinique connu, mais dont nous n'avons pas à parler ici.

Très souvent, dans les névroses, les urines récemment rendues sont neutres et quelquefois même un peu

alcalines, quoique les patients n'aient absorbé ni alcalins, ni eaux minérales, ni rien qui soit de nature à
expliquer la réaction alcaline d'une urine fraîche. Ces
urines sont ordinairement d'un jaune de vin clair et
limpide. Seulement, quand la réaction alcaline est pro-
noncée, elles prennent l'aspect du petit lait légèrement
trouble.

Le carbonate d'ammoniaque, alcali ordinaire des
urines alcalines, n'y existe pas. On y trouve, au contraire, un alcali fixe, le chlorure de sodium ordinaire.
Cazeneuve et Livon ont pu rendre l'urine des chiens
alcaline, chaque fois qu'ils ont coupé la moelle dans la
région cervicale. La réaction acide provient, d'après
Maly, du mélange des sels inorganiques à réaction alcaline du sérum du sang, avec des sels acides lesquels
sont sécrétés par endosmose, dans les canalicules du
rein. Cependant, d'après la théorie des sécrétions
exposée par Baumann et plus récemment par Heiden-
hein et Wittich, ce seraient les épithèles des reins qui
sécréteraient les éléments solides de l'urine. Par conséquent, on peut admettre que les cellules épithéliales
du rein sont les éléments qui séparent du sang, liquide
alcalin, l'urine, liquide acide, comme le veut Kuhne.
Dans tous les cas, la sécrétion urinaire tout entière,
ainsi que nous l'avons déjà constaté, subissant l'influence nerveuse, il n'est pas étonnant que, dans les
névroses, en général, un trouble ou une modification
de la sécrétion urinaire puisse donner naissance à
une urine neutre ou même faiblement alcaline.

Un résultat important de la neutralité ou de l'alcali-
nité de l'urine, c'est qu'elle se trouble, quand on la

chauffe et laisse dégager des phosphates terreux, d'apparence laiteuse. Heller avait déjà constaté ce fait et l'a signalé comme un phénomène caractéristique, dans les maladies du système nerveux. Heller nommait *terre osseuse* les phosphates terreux qui se dégagent sous l'influence de la chaleur ; parce que ce dépôt a une composition chimique identique à celle des os incinérés. L'acide phosphorique forme, par suite de sa basicité, en se combinant avec la chaux et la magnésie, trois séries de sels. D'abord les sels acides dans lesquels, pour un équivalent d'acide, il y a un équivalent de base ; ces sels se dissolvent facilement et se rencontrent toujours dans des urines acides ; ensuite, les sels basiques renfermant pour 1 équivalent d'acide 3 équivalents de base, ces sels sont insolubles et se trouvent dans les urines alcalines, sous forme de sédiments amorphes ; enfin les sels neutres contenant 2 équivalents de base, pour un d'acide ; ces sels sont un peu moins solubles que les sels acides et se rencontrent dans l'urine neutre. Quand ces sels sont en dissolution dans une urine neutre, il suffit d'en élever un peu la température, pour qu'ils se dégagent. Mais quand ils sont dans le sédiment, alors, contrairement aux phosphates terreux basiques, ils se présentent sous forme de cristaux. Comme la chaleur donne aussi naissance à un dépôt d'albumine, il faut laisser tomber dans le liquide une goutte d'acide acétique. Si le dépôt se dissout avec dégagement de gaz, c'est qu'il consiste en un mélange de carbonates et de phosphates terreux ; dans le cas contraire, c'est qu'il n'est constitué que par des phosphates acides.

Assez souvent, dans les névroses, on trouve dans l'urine un excès d'indigo. On en rencontre souvent dans l'urine des individus adonnés à l'onanisme, et même leurs pollutions desséchées laissent sur leur linge des taches bordées de bleu ou de violet. Après les excès vénériens, comme après les excitations vénériennes en général, on trouve souvent d'assez grandes quantités d'indigo dans l'urine. Le même phénomène est assez fréquent chez les femmes nerveuses et hystériques.

On sait que dans les affections du système nerveux central, dans les méningites cérébro-spinales principalement, l'indigo se trouve en grande quantité dans l'urine (Oppolzer). Cette substance est généralement en dissolution ; quelquefois, cependant, on la rencontre sous forme de petites écailles ou masses bleues ou noires bleues dans le sédiment urinaire. Déjà, quand on recherche l'albumine avec l'acide nitrique, l'attention est attirée par la présence d'une grande quantité d'indigo. On distingue sur la ligne de séparation de l'acide nitrique incolore et de l'urine, immédiatement au-dessous du cercle brun, une zone étroite bleue ou bleuâtre. Quand cette zone est bien distincte on obtient infailliblement, au moyen de l'épreuve de Jaffé, un beau dégagement d'indigo. L'épreuve de Jaffé peut se faire de la manière suivante : on mélange environ 10 centimètres cubes d'urine à autant d'acide chlorhydrique et on additionne le tout de 1 ou 2 gouttes d'une dissolution de chlorure de chaux saturé à froid. L'indigo est immédiatement séparé et colore le mélange en bleu ou en violet. Si, d'après Sénator, on ajoute quelques centimètres cubes de chloroforme et qu'on leur fasse traverser le mélange en renversant plusieurs fois l'éprouvette, le chloroforme dissout l'indigo et se colore en bleu. On sait que l'indigo peut se montrer aussi en grande quantité dans l'urine des sujets atteints d'affections du bas-ventre (*péritonite, coprostasie, invagination*). Dans un cas de péritonite mortelle, observé dans le service du professeur Lobel, j'ai vu l'urine assez semblable à du vin rouge, coloré en violet par une forte proportion d'indigo et laissant déposer un épais sédiment bleu.

Parfois, dans les névroses, on trouve de l'albumine, mais c'est rare, et elle n'y est jamais qu'en petite quantité. Cette légère albuminurie est ordinairement passagère et ne se présente qu'à la suite d'une violente excitation, une attaque d'épilepsie, par exemple. On peut aussi, il est vrai, produire l'albuminurie en blessant le plancher du quatrième ventricule du cerveau, et Coe prétend même que l'albuminurie des femmes enceintes n'est qu'une névrose des reins. Cependant, cette dernière assertion ne doit être accueillie qu'avec beaucoup de réserve, car, si cette manière de voir est juste dans certains cas, elle ne l'est certainement pas dans la majorité.

Les sédiments urinaires sont d'ordinaire aussi bien caractéristiques dans les névroses. Ainsi l'on y trouve très fréquemment de l'oxalate de chaux et souvent en abondance. L'oxalate de chaux se présente ordinairement sous forme de cristaux quadraoctaédriques, incolores, et combinés avec le prisme. Mais souvent alors on rencontre des cristaux à forme rare, comme celle de cloche à plongeur ou de sablier, mélangées aux quadraoctaèdres de dimensions diverses. J'ai rencontré bien plus souvent jusqu'ici l'oxalate de chaux comme sédiment urinaire dans les névroses que dans la lithiase rénale. J'attribue par suite, dans la lithiase rénale, une bien moins grande importance à l'oxalate de chaux qu'à l'acide urique lancéolé. J'ai vu pendant des années, au cours des névroses, les sédiments les plus abondants d'oxalate de chaux apparaître sans avoir donné lieu au début aux symptômes de lithiase rénale.

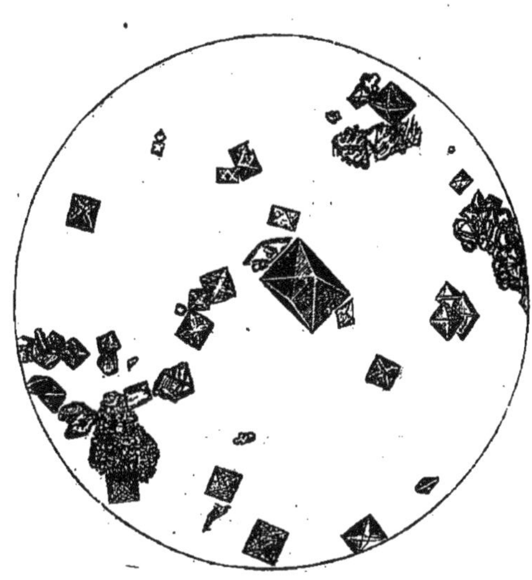

Fig. 1. — Oxalate de chaux.
Grossissement : 300 fois.

Un autre sédiment qui se dépose fréquemment, et seulement quand l'urine est neutre ou faiblement alcaline, c'est le carbonate de chaux amorphe ou en petits grains mélangé à du phosphate de chaux amorphe. Ce sédiment blanc, finement pulvérulent, se dissout sous la plaquette du microscope par l'addition d'une goutte d'acide acétique, en formant des petites bulles d'acide carbonique plus ou moins nombreuses. On trouve aussi parfois mélangés aux sédiments amorphes que nous venons de citer des petits cristaux incolores, coniques, à base plus large, le plus souvent oblique. Ils consistent en phosphate de chaux cristallisé. Les cristaux semblent tantôt isolés, tantôt groupés de telle sorte qu'ils sont rangés côte à côte, les pointes convergeant à un même point. En outre, on aperçoit des rosettes ou des gerbes complètes, la base des cristaux formant la périphérie et les pointes se rencontrant au centre.

On rencontre rarement, comme sédiment, le phosphate de chaux cristallisé mélangé à des cristaux de phosphate de magnésie. Celui-ci se montre d'ordinaire sous forme de tablettes quadrangulaires allongées, dont les deux extrémités paraissent coupées. Dans d'autres circonstances, on trouve aussi dans l'urine ces diverses formes de phosphates terreux cristallisés, après l'absorption d'alcalis fixes ou d'eaux minérales en renfermant. Les spermatozoaires se montrent aussi assez fréquemment dans les sédiments urinaires de l'homme. On en voit une grande quantité dans l'urine dans les cas de spermatorrhée, et parfois aussi dans d'autres névroses de l'appareil urinaire.

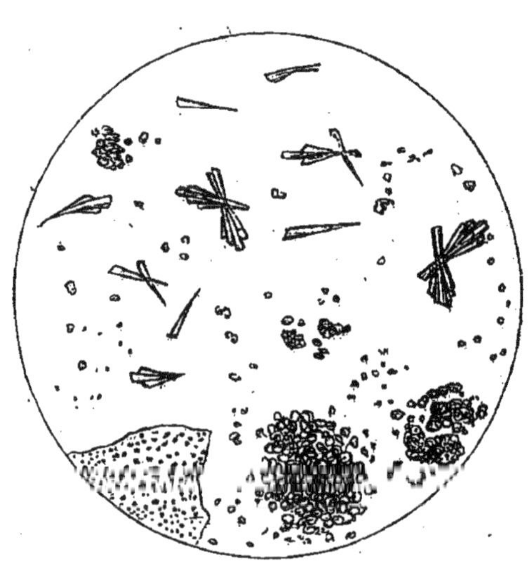

Fig. 2. — Carbonate de chaux à petits grains et phosphate de chaux cristallisés. Grossissement : 300 fois.

Enfin on trouve souvent, comme nous l'avons déjà dit, de l'indigo en petites écailles, en masses bleues ou bleues noirâtres, en si grande quantité quelquefois, que le sédiment urinaire paraît bleu ; mais cela est très rare. Dans un cas de *tabes* et de paralysie de la vessie, j'ai eu l'occasion d'observer pendant un certain temps une sécrétion d'indigo bleu. Cette glaucurie disparut subitement dans la suite. Le même malade souffrait, en outre, d'une glycosurie passagère donnant jusqu'à 2 pour 100 de sucre, mais sans polyurie concomitante, ni autres phénomènes diabétiques. Quand il y a simultanément dans le sédiment urinaire des urates, surtout de l'urate d'ammoniaque, ils entraînent l'indigo et se montrent colorés en bleu ou en violet, tout en conservant leurs formes caractéristiques.

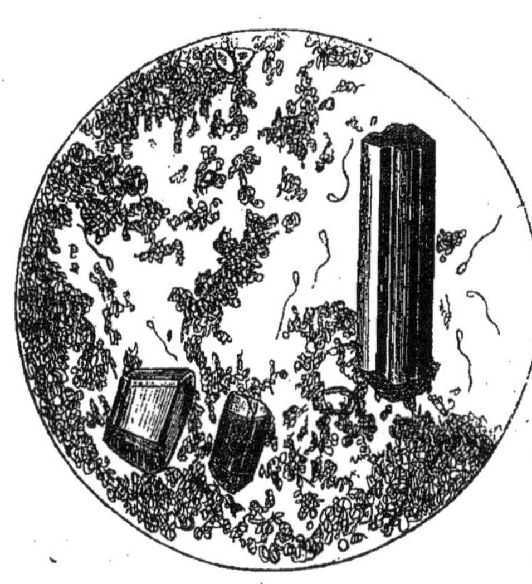

Fig. 3. — Carbonate de chaux amorphe, phosphate de magnésie et spermatozoaires.
Grossissement : 300 fois.

DIVISION DES NÉVROPATHIES

DES ORGANES GÉNITO-URINAIRES

Névropathies de l'appareil urinaire; sensations diverses dans l'urèthre; hyperesthésie cutanée; état de l'urine; sensibilité de la prostate; traitement;
injection dans la partie profonde de l'urèthre.

Les névropathies des organes génito-urinaires peuvent être divisées en trois groupes :

1° Les névroses de la sensibilité ;

2° Les névroses de la motilité ;

3° Les névroses de sécrétions.

En nous conformant à cette division, nous décrirons
d'abord les névroses de l'appareil urinaire ; ensuite
celles de l'appareil génital.

A. *Les névroses de la sensibilité de l'appareil urinaire* limitées parfois uniquement à l'urèthre et à la
vessie se montrent cependant sous forme d'hyperesthésies cutanées des régions voisines de l'appareil
urinaire. Dans l'urèthre, les malades ressentent d'a-
bord une cuisson gênante, surtout dans la portion pé-
nienne et à la fosse naviculaire. Cette cuisson est
continue ou ne se fait sentir que pendant ou après la
miction. Parfois aussi, pendant quelque temps, les
malades se plaignent d'une grande sensibilité, d'une
sensation de plaie dans l'urèthre (hyperesthésie

uréthrale). Assez souvent cependant cette sensibilité
du canal devient une douleur lancinante périodique,
qui, au dire des malades, produit la sensation d'un fer
chaud qu'on pousserait de l'anus au gland (névralgie
uréthrale). Ces douleurs névralgiques apparaissent
souvent pendant et après la miction, surtout si l'on comprime légèrement le pénis, avec le doigt, quand l'urine
s'écoule.

Les hyperesthésies cutanées sont ordinairement
limitées à la peau du pénis et du mont de Vénus. Parfois pourtant les malades se plaignent aussi des sensations les plus diverses dans toute la région abdominale, dans le siège et dans les cuisses. Ils accusent
tantôt un picotement et une vive sensibilité de tout le
tégument, tantôt de la surdité et de la faiblesse. Chez
certains malades, il y a aussi en même temps une augmentation de l'action réflexe, et ces malades présentent souvent des phénomènes tels qu'on ne les rencontre, à ce degré, que chez les femmes hystériques.

Comme cause, les malades accusent ordinairement
la blennorrhagie et souvent une blennorrhagie de longue durée, accompagnée d'orchite et de catarrhe vésical. A l'examen de la prostate par le rectum, on ne
trouve rien d'anormal.

L'urine est normale ou renferme une des substances
précédemment décrites ; souvent, par exemple, un
dépôt de phosphates terreux. On trouve aussi d'ordinaire, en même temps, une plus ou moins grande
quantité de fils blennorrhagiques gros et courts, ou
ayant la forme de clous à tête, tels que ceux prove-
nant de la partie prostatique de l'urèthre. On voit en-

core que, dans les diverses affections de la prostate, il
y a simultanément hyperesthésie ou névralgie uréthrale. Aussi ai-je trouvé le pénis et principalement le
gland particulièrement sensibles chez les malades
atteints d'un néoplasme de la prostate et du col de la
vessie. A l'exploration par la sonde, on constate parfois une sensibilité extrême de la région prostatique.

L'hyperesthésie et la névralgie de la vessie accom-
pagnant d'ordinaire le spasme de cet organe seront
décrites, avec cette dernière, dans les névroses de la
motilité.

Toutes les névroses de la sensibilité, consécutives à
la blennorrhagie, sont d'ordre réflexe et peuvent être
facilement attribuées à une prostatite catarrhale. Le
rejet de nombreux filaments blennorrhagiques épais et
courts, au début de la miction, et l'absence d'une sécrétion, si faible qu'elle soit (goutte militaire), démon-
trent, d'une manière irréfutable, que la partie malade
se trouve dans la région de l'utricule, c'est-à-dire dans
une partie ordinairement fermée par les muscles et ne
s'ouvrant que pendant la miction. Il y a aussi, par
suite, amélioration immédiate, quand la région prostatique et la prostate elle-même sont soumises à un
traitement local. Le meilleur, outre les bains de siège
ou généraux, consiste à administrer des lavements
d'eau tiède ou d'infusion de camomille à 28° R., deux
ou trois fois par jour, en même temps que l'on soumet
la région prostatique de l'urèthre à un traitement local.
Ce dernier consiste à introduire dans cette partie, au
moyen d'instruments, des astringents et même du nitrate d'argent.

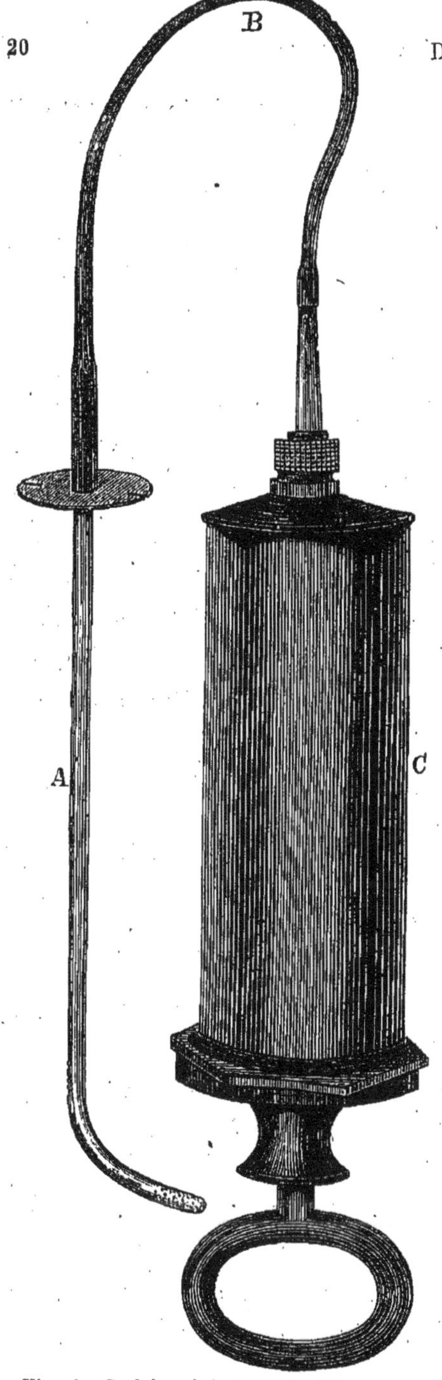

Fig. 4. Cathéter injecteur de Ultzmann.
Deux tiers de grandeur.

Je me sers ordinairement, pour le traitement local de la portion prostatique de l'urèthre, d'un cathéter court en métal que j'ai fait construire pour cela. Ce cathéter est long de 16 centimètres et du diamètre n° 16, Charrière.

L'extrémité vésicale a la courbure moyenne de la sonde métallique ordinaire ; elle est arrondie, polie et perforée comme une pomme d'arrosoir. Le pavillon est muni d'une plaque ronde et d'un tube en caoutchouc. Le cathéter est introduit de telle sorte que son bec atteigne juste l'entrée de la portion membraneuse (en avant de la prostate). La plaque empêche le cathéter de pénétrer plus avant et sert en même temps à boucher le méat urinaire. Un point de repère marqué sur la plaque indique à chaque introduction du cathéter la direction du bec.

Le cathéter étant introduit dans la portion membraneuse, on adapte au tuyau en caoutchouc une seringue ordinaire de 100 grammes de capacité ; on la fixe avec la main gauche et l'on en pousse doucement tout le contenu dans la portion prostatique jusqu'à la vessie. Quand le bec du cathéter a pénétré dans la portion membraneuse, on peut chaque fois sans hésiter faire parvenir tout le liquide dans la portion prostatique ; l'instrument se trouvant déjà à l'intérieur du sphincter utriculaire, et celui-ci, par cela même, ne pouvant opposer de résistance. Mais, quand le bec de la sonde est encore dans le bulbe, on ne parviendra pas, même en forçant, à pousser dans la portion prostatique le liquide qui s'écoulera le long du cathéter ou distendra douloureusement l'urèthre. Ces injections seront pratiquées chaque jour, ou au moins tous les deux jours. Pour la première et la seconde injections, j'emploie chaque fois 100 grammes (une seringue pleine) d'une solution à 1/4 ou 1/2 pour 100 d'acide carbolique ; je passe ensuite immédiatement à une solution de 1/2 pour 100 de sulfate de zinc, en augmentant peu à peu les doses, quand les malades supportent bien les injections, de manière à atteindre 3, 4 et 5 pour 100 de cette substance. Avant et après chaque injection, je vide la vessie. J'ai aussi employé des solutions de tannin de 1/2, 1 et 2 pour 100, mais la solution de sulfate de zinc pur ou mélangé à l'alun m'a semblé beaucoup plus efficace. Des instruments analogues, ayant la forme de cathéter ou de sonde, ont été déjà employés dans le même but, entre autres par Guyon, et, tout récemment, par Gross.

Dès les premières injections, les malades éprouvent du mieux et les réclament à chaque visite. Ces injections ont surtout un excellent effet chez les hommes nerveux comparables aux femmes hystériques. Ainsi, on rencontre fréquemment des hommes qui, à la suite d'une blennorrhagie d'une certaine durée, mais surtout compliquée d'orchite ou de catarrhe vésical, deviennent tout à coup rêveurs, mélancoliques, dégoûtés du travail qui était autrefois pour eux un besoin. Ils se plaignent de faiblesse dans les jambes et des sensations les plus diverses dans le bas-ventre, dans la région urino-génitale. Ils souffrent en même temps d'envies d'uriner, de pollutions, d'impuissance et d'autres affections de même nature. Ces malades sont tout de suite sensiblement améliorés par le traitement local que nous venons d'indiquer. Après quelques injections, l'énergie revient, les malades voient leurs malaises disparaître et sont aussi vaillants qu'autrefois sous tous les rapports.

NÉVROPATHIES DE L'APPAREIL GÉNITAL

Sensations diverses soit à l'état de repos, soit pendant l'éjaculation ; impuissance ; des diverses espèces de causes : onanisme, excès vénériens ; nature et causes de l'érection ; son mécanisme ; pronostic de l'impuissance nerveuse ; son traitement : électricité, bougies.

Les névroses de la sensibilité de l'appareil génital se bornent tantôt à une sensibilité du testicule et du cordon spermatique, tantôt à une sensation de tiraillement et de piqûre dans le testicule (névralgie du testicule) ordinairement périodique. D'autres fois, les régions inguinales sont douloureuses, ou une sensation de piqûre simultanée ou consécutive à l'éjaculation du sperme se fait sentir dans l'urèthre. En explorant cet organe, on le trouve extrêmement sensible, surtout dans la portion prostatique où la douleur peut être telle que les malades poussent des cris et grincent des dents.

On observe souvent, surtout dans la forme nerveuse de l'impuissance, de l'anesthésie de l'urèthre et de la peau du pénis et du scrotum.

L'impuissance de cohabiter avec une femme est celle qui s'oppose à l'exercice régulier du coït. Cette impuissance, il faut en chercher la cause dans un changement organique, une malformation, ou l'absence du pénis ; ou celui-ci est sain et bien conformé, seulement il n'a pas la faculté de conserver une rigidité persistante et énergique. Dans le premier cas, on a affaire à une impotence organique, dans le second, à une impuissance psychique. Elle peut être la conséquence passagère de l'absorption de certains médicaments. Elle est incurable dans les affections du cerveau et de la moelle et dans certains autres, le diabète sucré par exemple. Toutefois, il n'est question ici que de l'impuissance la plus fréquente et qu'on peut, comme nous l'avons déjà dit, qualifier d'impuissance nerveuse ou psychique.

Cette forme d'impuissance se montre d'ordinaire chez des hommes jeunes, ceux surtout qui souffrent ou ont souffert de pollutions ou de spermatorrhée et qui se sont livrés à l'onanisme pendant un certain temps. Cette sorte d'impuissance est relative ou définitive. L'impuissance relative est celle qui rend le coït impossible avec certaines personnes, tandis qu'il s'accomplit très bien avec d'autres, les filles de joie, par exemple. Ceci se voit assez souvent chez des époux ayant l'un pour l'autre une certaine aversion. Dans un cas où la femme demandait le divorce pour impuissance du mari, j'ai pu prouver que celui-ci était, en tout temps, capable d'exercer le coït avec des personnes étrangères. Parfois, l'impuissance nerveuse est la conséquence des pensées voluptueuses auxquelles s'abandonnent les malades quand ils sont seuls; ou bien ils ont des érections énergiques et persistantes quand ils s'éveillent la nuit, tandis qu'elles sont nulles au moment d'accomplir le coït. Il arrive souvent aussi que dans le coït le membre entre en érection, mais sans que celle-ci soit assez forte et assez durable, en sorte que l'éjaculation se fait en dehors des parties. Souvent l'introduction du pénis dans les organes de la femme est encore possible quand ils sont larges, mais bientôt le pénis s'affaisse complètement et l'éjaculation n'a pas lieu : le coït est incomplet et sans plaisir.

L'onanisme et les autres excès sexuels contre nature sont, comme nous l'avons déjà dit, la cause de cette sorte d'impuissance. Les individus qui s'y livrent s'habituent si bien à ces excitations anormales qu'ils ne réussissent plus quand ils doivent exercer un véritable coït. Il y a toutefois des sujets n'ayant commis que très peu ou pas du tout d'excès qui sont néanmoins affectés d'impuissance nerveuse. Tels sont ceux qui, soit par suite d'une prédisposition nerveuse héréditaire, soit consécutivement à une extrême fatigue intellectuelle ou physique, ont le système nerveux surmené, ou qu'une grande frayeur ou un profond chagrin ont fortement ébranlé. Ainsi, j'ai souvent vu des malades devenir subitement impuissants après la perte d'une jeune femme bien-aimée, et cela quoiqu'ils fussent doués auparavant d'une grande force virile. J'ai vu de même l'impuissance survenir à la suite de pertes d'argent considérables.

La nature et la cause de l'érection donnent encore la meilleure explication de cette sorte d'impuissance. D'après Kollicher et Kohlrausch, l'érection a lieu parce que, sous l'influence des nerfs érectiles, les fibres musculaires lisses des corps caverneux se distendent, et que par suite leurs espaces celluleux, en s'élargissant, sont capables de recevoir une plus grande quantité de sang. Un second phénomène non moins important s'accomplit en même temps, c'est l'impossibilité du retour du sang des corps caverneux. Cette impossibilité est probablement due aux muscles suivants : sous la partie de l'urèthre répondant au pubis, s'attache le muscle bulbo-caverneux sur l'insertion tendineuse postérieure duquel les muscles transverses du périnée et du sphincter externe de l'anus ont aussi leur insertion. Les fibres musculaires se divisent, dans leur trajet, en faisceaux filiformes, s'épanouissant de chaque côté pour se terminer en haut sous forme de dents de fourchette. Les extrémités de ce muscle se transforment en une mince aponévrose qui se confond, sur le dos du pénis, avec les tendons des muscles ischio-caverneux (Linhart). Quand cet appareil musculaire se contracte, le pénis éprouve, au niveau de la symphyse, une constriction qui s'oppose au retour du sang ; en même temps (probablement par l'action des muscles ischio-caverneux), le pénis est relevé, c'est-à-dire entre en érection. Quand cette constriction du pénis au niveau de la symphyse par l'appareil musculaire est insuffisante et que, par suite, l'érection n'est pas assez énergique, flasque ou trop courte, on sait que les libertins, dans le but de venir en aide à cette action musculaire, appliquent à la racine du membre un anneau constricteur de caoutchouc ou d'une autre matière.

Ce mécanisme de l'érection est donc surtout la conséquence de l'influence du système nerveux. D'après Eckhard, les érections du chien peuvent provenir du cerveau aussi bien que de la moelle épinière, quand on l'excite au moyen de l'électricité. Et, en effet, nous voyons, chez l'homme, les pensées voluptueuses et certaines espèces d'affections du système nerveux accompagnées d'érections. Cependant des excitations périphériques de l'appareil génital peuvent aussi être suivies d'érections. Ainsi ordinairement l'érection se produit plus facilement et dure plus longtemps quand la vessie est pleine que quand elle est vide. On sait aussi que la nuit, dans le décubitus dorsal, la pression de la vessie remplie d'urine suffit, en comprimant les vaisseaux sanguins, à produire de fortes érections. Nous savons encore que l'excitation inflammatoire, telle qu'on l'observe dans la prostatite et dans la phlegmasie des vésicules séminales, suffit à provoquer un priapisme persistant et, à la vérité, très douloureux. Enfin c'est un fait connu que l'excitation périphérique du gland, de la peau du pénis, des testicules, est suivie d'érection.

Quant à l'érection consécutive à l'excitation nerveuse périphérique, Goltz a démontré qu'elle se produit plus vite et plus vigoureusement chez le chien, quand on sectionne la moelle épinière dans sa portion lombaire. D'où il conclut que l'action nerveuse du cerveau susceptible d'entraver l'érection est ainsi annihilée.

L'impuissance nerveuse ou psychique pourrait, par conséquent, avoir son origine dans un ébranlement du cerveau dont l'excitation morbide augmenterait l'influence des nerfs modérateurs. Sous l'action de ces nerfs modérateurs, les fibres musculaires organiques des corps caverneux doivent se contracter et s'opposer à l'afflux du sang dans leur réseau. On voit, en effet, souvent, chez des malades soumis à une excitation n'ayant rien de sexuel, le pénis se rétrécir et s'agiter comme un ver, ce qui pourrait bien être dû à l'action des fibres musculaires organiques des corps caverneux. D'ordinaire le pénis de ces malades est petit, ratatiné, la peau en est ridée sur le dos.

Les testicules sont ordinairement normaux, souvent même très développés, et l'on se tromperait si on voulait, en général, conclure du volume et de la consistance des testicules à une puissance sexuelle plus ou moins grande. Ne sait-on pas que des malades peuvent être très puissants, quoique par suite de l'oblitération des deux vases déférents, consécutifs à une épididymite blennorrhagique, les testicules n'aient plus d'action fécondante.

On trouve souvent la peau très peu sensible à l'électricité, et une sensibilité très différente entre les deux moitiés des téguments de l'appareil génital. D'après Benedikt, même à l'état physiologique, le côté droit serait plus sensible que le gauche, mais j'ai souvent constaté l'inverse.

On voit aussi fréquemment l'appareil musculaire précédemment décrit et destiné à s'opposer au reflux du sang du corps caverneux ne se contracter que faiblement par l'électricité.

Comme c'est le même appareil musculaire qui fait jaillir le sperme de l'urèthre, le dire du malade prétendant que la semence n'est plus dardée aussi vigoureusement pendant le coït qu'auparavant et ne s'écoule que lentement peut s'expliquer. Si, chez l'homme sain, on introduit un rhéophore dans le rectum et qu'on applique un rhéophore porte-éponge ordinaire, comme second pôle, au niveau du bulbe de l'urèthre, sur le raphé périnéal, on peut provoquer, au moyen d'un courant induit normal, des contractions si énergiques de cet appareil musculaire, que le périnée se creuse en avant et qu'on sent une forte secousse dans la main tenant le rhéophore. Dans l'impuissance, j'ai souvent constaté que ces contractions, même avec des courants intenses, sont fort incomplètes et peu sensibles.

Le pronostic de l'impuissance nerveuse ou psychique est ordinairement favorable. Comme, du reste, les organes génitaux sont normaux et capables de fonctionner, puisque d'ordinaire les érections sont énergiques, mais ont toujours lieu dans un mauvais moment et font précisément défaut quand on les désire le plus, il faut d'abord traiter le moral du patient. Ecartez l'influence de la surexcitation cérébrale sur les nerfs modérateurs de l'érection, et le malade redeviendra puissant. On a ordinairement affaire à des malades en proie à une surexcitation morbide ; c'est-à-dire à des personnes allant encore au coït avec une vigoureuse érection, mais dans une agitation extraordinaire, et dont le membre se détend avant le commencement de l'acte, en sorte que son intromission devient une impossibilité. Un pareil insuccès décourage le patient de sorte que, s'il se renouvelle, il renonce, par honte, à toute nouvelle tentative et se considère comme impuissant.

Dans ces cas, les consolations du médecin et l'assurance d'une guérison complète tranquillisent déjà l'inquiétude morale, et il voit ces malheureux déses-

pérés s'éloigner les larmes aux yeux avec les plus sin-
cères démonstrations de reconnaissance.

Quand le médecin s'est ainsi gagné l'entière confiance
de son client, celui-ci, beaucoup plus calme, est plus
accessible au traitement consécutif. Si, malgré cela, il
persistait une vive agitation, on pourrait recourir, avec
avantage, aux sels de brome à haute dose (3 grammes
par jour) ou à des applications hydrothérapiques cal-
mantes et modérées.

Mais le meilleur traitement sera toujours le traitement local qui peut être électrique, mécanique, instru-
mental. On sait qu'au moyen d'excitants introduits dans
le rectum ou dans la portion prostatique de l'urèthre,
on peut provoquer des érections. Ainsi on voit souvent
après l'administration de lavements ou le séjour d'une
sonde dans l'urèthre, survenir de violentes érections.
Le véritable but du traitement est de prouver au patient
qu'il n'est pas impuissant et peut avoir de fortes érections. Quand une fois il en est convaincu, la guérison
de l'impuissance n'offre plus de difficulté. Il s'agit donc
de lui procurer des érections extraordinaires. Benedikt,
Schulz et d'autres ont atteint cet heureux résultat au
moyen de courants continus. Les courants employés
étaient faibles. Le pôle cuivre est appliqué sur la co-
lonne lombaire, et avec le pôle zinc on frictionne successivement le périnée, les cordons spermatiques et le
pénis. La durée des séances est de deux à trois minutes, chaque jour; celle du traitement de six à dix semaines. Dans les cas rebelles, Benedikt se sert d'un
rhéophore uréthral qu'il met en communication avec le
pôle zinc et qu'il introduit jusque dans la région prosta-

tique. Ce procédé n'est qu'une cautérisation galvanique de la portion prostatique au moyen des alcalis caustiques des tissus, puisque, d'après les lois électriques, les alcalis se dégagent au pôle zinc. Quoique cette méthode ait procuré des guérisons parfaites, j'emploie pourtant actuellement, par suite des expériences de Duchenne, le courant faradique, avec cette modification qu'un pôle ayant la forme d'un bouchon métallique d'environ 6 centimètres est introduit dans le rectum. En même temps, l'autre pôle est appliqué alternativement tantôt sur le bulbe de l'urèthre, tantôt à droite ou à gauche des branches ascendantes du pubis. On obtient ainsi des contractions du muscle bulbo-caverneux et des muscles ischio-caverneux, c'est-à-dire de l'appareil musculaire qui favorise l'érection du pénis et contribue à l'éjaculation. Si, en même temps, il y a anesthésie de la peau du pénis et des régions voisines ou une diminution de l'excitabilité, je frictionne plusieurs fois ces parties ; après quoi les sensations normales ne tardent pas à reparaître. Cette manière de traiter l'impuissance est souvent suivie des succès les plus éclatants, mais elle a un mauvais côté ; celui de favoriser les pollutions nocturnes, c'est-à-dire de les augmenter. En sorte que, lorsqu'elles sont fréquentes, ce procédé n'est guère recommandable, puisque, pour employer une expression proverbiale, on ne parviendrait à boucher un trou qu'avec un autre trou. Heureusement, dans cette forme d'impuissance, cette complication n'existe que rarement ; elle coexiste plus souvent à la spermatorrhée, c'est-à-dire à un écoulement de sperme fréquent, parfois même continu, sans excitation génésique, ni érec-

tion. Quand il y a spermatorrhée, le traitement faradique a souvent l'heureuse influence de transformer
l'écoulement spermatique presque continu en éjacula-
tions périodiques, accompagnées d'érections et de sensations voluptueuses, c'est-à-dire en pollutions nocturnes.

Le traitement local avec des bougies ou d'autres
cathéters est ordinairement suivi de succès, quand
simultanément les pollutions sont fréquentes ou que
d'autres phénomènes, névroses sensitives ou motrices,
se montrent dans la région prostatique. Dans ces cas,
d'ordinaire consécutifs à des excès vénériens ou de
masturbation répétés, il est très probable qu'il y a modification morbide du vérumontanum. Cette sorte d'impuissance devrait donc être considérée comme une
névrose réflexe, ayant son origine dans la prostate et
traitée comme telles. Ce sont là des cas rebelles, qui,
selon Benedikt, ne s'améliorent qu'à la suite de l'application de l'électricité dans l'urèthre. Si on place l'origine de la névrose dans le vérumontanum, le traitement
local de la portion prostatique de l'urèthre est certainement le plus rationnel. Le procédé le plus doux pour
cela est l'introduction de bougies de cire ou de caoutchouc qu'on laisse à demeure. Les grosses et lourdes
sondes en métal agissent plus énergiquement en dis-
tendant l'urèthre et en comprimant le vérumontanum.
L'action d'une sonde réfrigérante (psychrophore de
Winternitz), qui joint celle du froid à la pression métallique, est aussi très avantageuse. Si tous ces moyens
restaient sans effet, on pourrait procéder à une légère
cautérisation du vérumontanum avec le nitrate d'argent,

et par un des procédés qui seront décrits en détail dans le chapitre des pollutions et de la spermatorrhée.

Je considère comme nuisible l'emploi des soi-disant aphrodisiaques, tels que la teinture de cantharides, le phosphore et autres remèdes. Je regarde comme tout aussi nuisibles tous les appareils ou anneaux en caoutchouc, placés à la racine du pénis pour obtenir des érections plus fortes et plus durables. Les toniques comme le quinquina et le fer, une cure d'eau froide, les bains de mer et le séjour dans les montagnes sont utiles surtout comme complément du traitement.

NÉVROSES DE LA MOTILITÉ

Spasme; paralysie; caractère de ce spasme dans l'urèthre, dans la vessie ; rôle de la gonorrhée et de l'onanisme; exploration avec le cathéter : traitement du spasme urèthral; spasme vésical, son traitemeut; paresse vésicale; ses causes, ses caractères, son diagnostic; son pronostic; son traitement : hygiène, strychnine, électricité, cathétérisme, ses dangers.

B. *Les névroses de la motilité* des organes génito-urinaires se montrent tantôt sous forme de spasmes, tantôt sous celle de paralysie. Dans l'appareil urinaire, les symptômes de cette forme sont surtout caractéristiques dans la vessie qui en est l'organe le plus riche en muscles.

Dans l'urèthre, ces symptômes ne sont pas nettement caractérisés. Cependant, il est un état particulier pouvant être attribué à un spasme des fibres musculaires propres de l'urèthre, et qui quelquefois inquiète beaucoup les malades et les amène chez le médecin, c'est la sortie d'une plus ou moins grande quantité d'urine après la miction. Ils se plaignent à lui que la vessie étant entièrement vidée, le pénis égoutté et replacé dans le pantalon, ils sentent tout à coup, après avoir un peu marché, tantôt quelques gouttes, d'autres fois une plus grande quantité d'urine, assez abondante pour mouiller le pantalon jusqu'au genou. Selon moi, ce phénomène provient de ce que cette petite quantité

d'urine a été retenue dans le canal lui-même. Cet arrêt
de l'urine dans l'urèthre serait surtout favorisé par la
conctraction des fibres musculaires de cet organe, dont
les parois deviendraient ainsi plus résistantes. Tant
que cette contraction des fibres musculaires organiques
se prolonge, l'urine se trouve en quelque sorte dans
un canal à parois rigides. Elle est aussi peu en état
de s'écouler, qu'un liquide d'un tuyau en verre bouché
à une extrémité. Mais quand ces fibres musculaires
organiques se relâchent, alors le contenu du canal
s'écoule absolument comme un liquide sortant d'un
tube à parois minces et flexibles, comme le ferait, par
exemple, celui que contiendrait un mince tuyau de
caoutchouc fermé hermétiquement à une de ses extrémités et qui s'échapperait néanmoins goutte à goutte.
Il résulte de ceci que ce prétendu écoulement sup-
plémentaire d'urine pourrait être attribué à un spasme
des fibres musculaires propres de l'urèthre dans
toute leur longueur.

Le spasme de l'autre muscle obturateur de la vessie,
le sphincter vésical[1], est bien autrement important et
digne d'attention. Celui-ci ne se manifeste pas par des
envies fréquentes d'uriner, mais par la difficulté
qu'éprouvent les malades à satisfaire la miction. Ils
sont obligés d'attendre et de pousser souvent pendant
cinq à dix minutes avant que l'urine s'écoule et encore
ne sort-elle pas avec sa force normale, mais tout
d'abord goutte à goutte, puis en un mince filet, et plus
tard seulement à plein jet. A la fin de la miction,

---

[1]. Muscles de Wilson et de Guthrie.

celui-ci s'amincit de nouveau, pour ne plus sortir que goutte à goutte ; puis, quand la verge est remise dans le pantalon, il en tombe encore une petite quantité d'urine. Ils se plaignent, en outre, de ne pouvoir pas uriner quand ils en ont envie et d'être obligés à quitter l'urinoir sans avoir rien rendu. C'est, sans doute, à un léger spasme du muscle obturateur de la vessie, que certaines personnes doivent de ne pouvoir uriner en présence d'un tiers. Souvent même ces personnes ne peuvent pas uriner dans une vespasienne quand quelqu'un se trouve aux environs. Ce spasme n'est pas toujours aussi bénin. Souvent il est assez énergique pour amener de la rétention. Je me souviens encore d'un cas remarquable où la miction devenait facile après une injection de morphine. Le malade ne pouvait même uriner qu'assis et laissait en même temps échapper ses excréments ; le canal était si sensible qu'on ne pouvait l'explorer, ce qui était alors facile, qu'après l'administration d'un narcotique. Le spasme du muscle obturateur de la vessie a déjà occasionné une grande confusion. En effet, comme on est en présence d'un obstacle à l'évacuation de l'urine, on pensait autrefois ou à une affection prostatique ou à une stricture. A cette époque, où l'on donnait au mot stricture un sens très étendu, on rangeait à côté des rétrécissements inflammatoires des rétrécissemnts nerveux, des rétré- cissements spasmodiques. Cette stricture spasmodique est toujours un spasme du muscle obturateur externe de la vessie[1]. La cause de ce spasme est ordinairement une

---

1. Muscles de Wilson et de Guthrie.

affection de la région prostatique de l'urèthre ou de la
prostate elle-même. Le sphincter utriculaire[1] qui représente, en grande partie, la portion prostatique et membraneuse, se contracte spasmodiquement, quand l'état
d'excitation s'est localisé dans le domaine de son
action. Nous voyons quelque chose d'analogue dans le
spasme du sphincter anal, consécutif à des tumeurs
inflammatoires ou à des fissures et même à une simple
phlegmasie du rectum. Aussi ne devons-nous pas nous
étonner d'observer le spasme du sphincter vésical dans
des circonstances analogues, d'autant plus que, par
suite d'une action réflexe, l'excitation du rectum peut
donner lieu au spasme du sphincter vésical.

La gonorrhée et l'onanisme font naître ces excitations dans la région prostatique : la gonorrhée, quand
elle donne lieu à une prostatite catarrhale et aux filaments blennorrhagiques, renflés à l'extrémité, dont on
peut toujours constater la présence dans l'urine ; l'onanisme, quand la région prostatique est très douloureuse
au cathétérisme et saignante, sans qu'on puisse constater ni inflammation, ni gonorrhée. Nous pouvons
admettre que, dans ce cas, la région prostatique, probablement au niveau du vérumontanum est hyperes-
thésiée, hyperémiée ou même qu'il y existe un état
catharral avec érosions superficielles de la muqueuse.

L'examen, avec la sonde, rencontre parfois de
grandes difficultés et demande une main exercée.
On obtient un meilleur résultat, quand on se sert,

---

1. Le sphincter utriculaire désigne les mêmes muscles. (Wilson et Guthrie.)

pour cet examen, d'une sonde métallique cylindrique, à bec bien arrondi et aussi volumineux que possible. Avec des instruments mous, on n'arrive pas au but; car ils se plient au niveau du collet du bulbe. Des cathéters de diamètres inférieurs, surtout en métal, ne conduisent jamais au résultat et sont dangereux, par cette seule raison que, pour peu qu'il y ait imprudence, ils peuvent érailler la muqueuse ou faire fausse route. Quand on aura choisi une sonde métallique convenable, on l'introduira, en la tenant aussi légèrement que possible entre le pouce et l'index, par un mouvement continu, mais très lent, jusqu'au collet du bulbe. Là on s'arrêtera un peu et on appuiera doucement et d'une manière soutenue le bec de la sonde contre l'entrée de la région membraneuse. Après avoir attendu un peu, on sentira tout à coup cesser la contraction du sphincter et on pourra facilement pénétrer avec la sonde dans la vessie. Si l'on agite le cathéter et, qu'arrivé au collet du bulbe, on tourne la sonde de côté et d'autre, précisément parce qu'on n'arrive pas à la vessie, on ne fera qu'augmenter la contraction du sphincter et on ne pénétrera pas dans la cavité vésicale. Cette difficulté explique clairement pourquoi des médecins peu expérimentés peuvent diagnostiquer des strictures de l'urèthre, quand il n'y a qu'un spasme du muscle obturateur externe. Aussi trouve-t-on relatés dans la littérature, comme une curiosité, des cas où une stricture étant admise, on allait procéder à l'uréthrotomie externe, quand, au grand étonnement des assistants, il devenait facile, pendant l'anesthésie, de pénétrer dans la vessie avec un intrument très volumineux.

La thérapeutique doit avoir pour but dans ce cas de rendre le sphincter facilement pénétrable aux instruments de cathétérisme. Le meilleur moyen d'arriver à ce résultat est d'introduire chaque jour de grosses bougies qu'on laisse à demeure de cinq à quinze minutes. Ce procédé suffit ordinairement à rendre la miction normale. Dans certains cas rebelles cependant la portion prostatique de l'urèthre devra être cautérisée avec du nitrate d'argent au moyen d'un porte-caustique...

Le spasme vésical proprement dit, le cysto-spasme[1], accompagné d'envies fréquentes d'uriner qu'on doit envisager comme une crampe des détrusors de l'urine[2], est bien plus fréquent.

Le spasme des détrusors de la vessie se présente aussi bien dans le cas de lésions que dans ceux d'excitation du système nerveux central. On le rencontre surtout à l'état de névroses réflexes dans les anomalies de l'urèthre et de la prostate. Il y a fréquemment diurèse dans les émotions vives : la colère ou la peur, surtout chez les personnes nerveuses. On constate souvent le même résultat chez les individus qui ont surexcité leur système nerveux en déployant une trop grande activité intellectuelle ou physique. Nous observons de même de plus pressantes envies d'uriner après de copieuses libations, surtout quand leur action diurétique se trouve augmentée par une forte proportion

---

1. Le cysto-spasme est caractérisé par de fréquentes envies d'uriner et le rejet d'une urine claire mais normale. C'est une envie nerveuse, n'ayant rien de commun avec la cystite.

2. On désigne sous le nom de détrusors de la vessie les fibres musculaires lisses constituant la couche musculaire de la vessie.

de carbonâtes ou d'acide carbonique libre. Cependant l'onanisme, et en général les excès vénériens qui maintiennent pendant longtemps des érections artificielles, sont aussi souvent la cause du gonflement, de l'hyperesthésie et de l'hyperémie légèrement catarrhale de la région prostatique et surtout du vérumontanum, états qui amènent, par action réflexe, une contraction plus énergique des détrusors. C'est un fait connu qu'après le coït même normal, on a souvent plus fréquemment besoin d'uriner qu'à un autre moment. Nous voyons, en outre, dans bien des cas, le spasme des détrusors apparaître consécutivement à des gonorrhées suivies d'épididymite ou d'affections de la prostate. Il en est aussi quelquefois de même quand l'urine, quoique normale, est fortement concentrée, acide et riche en acide urique. Les maladies du rectum (fissures, tumeurs catarrhales, etc.) produisent parfois du spasme des détrusors; cependant, dans ces cas, on observe plus fréquemment, comme nous l'avons déjà dit, le spasme du sphincter vésical.

Par spasme du détrusor de la vessie, on entend donc un besoin fréquent mais le plus souvent non douloureux d'uriner. Ce besoin ne se montre ordinairement que dans la journée, c'est-à-dire lorsque l'activité physique et intellectuelle est en jeu. Dans la nuit, l'envie d'uriner ne se fait pas communément sentir quand les malades dorment tranquillement; mais, pour peu qu'ils soient tourmentés par l'insomnie, celle-ci n'est que plus vive. Le besoin se fait sentir tantôt toutes les heures, tantôt toutes les dix ou quinze minutes, et souvent d'une manière si impérieuse, que, quand les patients ne se hâtent pas d'atteindre l'urinoir, l'urine s'échappe dans les vêtements, malgré eux. Ces phéno-mènes sont donc tout l'opposé de ceux que nous avons décrits dans le spasme du sphincter vésical.

L'urine est d'ordinaire limpide et jaune claire. Elle a un poids spécifique léger et une réaction neutre ou légèrement acide. En même temps il y a polyurie (urine spatique, nerveuse). Assez souvent l'urine est trouble et alcaline à sa sortie, sans qu'on puisse cons-tater un catarrhe de la vessie, ou qu'on ait administré des alcalins ou des eaux minérales en renfermant. Dans ces cas, comme il se forme dans les reins une urine alcaline, par conséquent anormale, il faut ad-mettre une altération de la sécrétion urinaire et con-sidérer cette urine comme la conséquence d'une né-vrose concomitant à la sécrétion urinaire. Quand l'urine est neutre ou faiblement alcaline, la chaleur y produit un trouble composé de phosphates terreux neutres qu'une goutte d'acide acétique fait dispa-raître.

La constatation de ces phosphates terreux neutres, concordant à une urine neutre, vient confirmer l'exis-tence d'une névrose de l'appareil génito-urinaire, en général, et, par suite, particulièrement l'origine ner-veuse des besoins d'uriner, le cysto-spasme. On trouve aussi parfois l'un ou l'autre des éléments de l'urine soit en dissolution, soit dans les sédiments urinaires, comme nous l'avons déjà dit avec plus de détails, en parlant de l'urine dans les névroses. Quand le spasme du détrusor survient consécutivement à la gonorrhée, on constate ordinairement dans le sédiment des filaments blennorrhagiques, semblables à ceux qui ont la prostate pour origine.

Le cathétérisme fait voir qu'il y a hyperesthésie de la vessie et de l'urèthre, surtout dans la région prostatique. Si la sonde ne découvre rien, que l'urine soit normale ou, qu'étant neutre au moment de son émission, la chaleur y donne lieu à un dépôt de phosphates neutres, l'existence du cysto-spasme est certaine. Si en même temps, l'urine renferme des filaments blennorrhagiques renflés à l'extrémité, c'est qu'il s'agit probablement d'une névrose réflexe d'origine prostatique.

La thérapeutique doit, en ce cas, remplir plusieurs conditions. Si nous avons affaire à un cysto-spasme consécutif à une excitation du système nerveux central, il faut la faire disparaître. Le malade devra, par exemple, se soustraire pendant quelque temps à ses travaux intellectuels soutenus. Il en sera de même, quand les envies d'uriner proviennent d'excès vénériens ou qu'il existe d'autres causes nuisibles, comme la douleur ou la peur, auxquelles le patient peut être soumis d'une manière permanente. Dans ce cas, tantôt un voyage d'agrément, tantôt un séjour à la campagne, une légère cure d'eau froide, des bains de mer, l'emploi des thermes indifférents, tels que Rœmerbad, Gastein, Teplitz, etc., donnent d'excellents résultats. Si rien de tout cela ne peut être exécuté immédiatement, il faut tout au moins se donner de la distraction et se livrer à un délassement agréable. Comme médication interne, le bromure de potassium à haute dose (3 à 4 grammes par jour), la quinine, le fer ou l'arsenic

à doses ordinaires produisent les meilleurs résultats.
La morphine ou tout autre narcotique calment mo-
mentanément ces envies si gênantes d'uriner ; les suppositoires sont leur meilleur mode d'application. Quand,
par contre, il s'agit d'un cysto-spasme pouvant être
attribué à l'onanisme, à des excès vénériens ou à une
blennorrhagie, il faut procéder au traitement local de
la portion prostatique. Ce qui agit le mieux, dans ces
cas, c'est la sonde ou l'emploi du court cathéter uréthral combiné aux astringents, comme nous l'avons
décrit page 20, traitement auquel on associe des
lavements et des bains tièdes en baignoire.

Parmi les névroses de la motilité de l'appareil urinaire et surtout de celles de la vessie, caractérisées
par une diminution de la contractilité, de la paresse
et de la paralysie musculaire, il faut mentionner celle
du muscle obturateur et des détrusors de la vessie.
La paresse du muscle obturateur est souvent accompagnée d'incontinence d'urine, la paresse des détrusors, assez fréquemment de rétention.

Par paresse de la vessie, on entend l'impossibilité
de la vider complètement. On comprend ordinairement par là la paresse des détrusors. La difficulté
de la miction existe aussi quelquefois chez des
hommes qui ne ressentent aucune autre maladie.
Ainsi, j'ai observé plusieurs individus n'urinant que
deux fois en vingt-quatre heures. Le plus remarquable
parmi eux, un homme jeune et vigoureux, n'éprouvait
jamais, disait-il, l'envie d'uriner, et ajoutait qu'il n'uri-
nait que le soir et le matin, et plutôt par habitude
que pour satisfaire un besoin.

Il pourrait, disait-il, parfaitement attendre vingt-quatre heures pour uriner. Il vient une fois chez moi, prétendant n'avoir pas pissé depuis vingt heures. Je le fis uriner immédiatement, et, après un peu d'effort et d'attente, il émit environ un litre d'urine normale. La vessie se sentait parfaitement au-dessus de la symphise. Le malade se plaignait seulement de la rareté et de la difficulté de la miction. Je prescrivis des eaux minérales sodiques, le massage de la vessie, des douches froides sur la région lombaire après un bain chaud, et au moins cinq mictions par jour. Le malade devait donc, qu'il en eût envie ou non, uriner toutes les quatre heures. Par ces moyens, la guérison fut telle qu'au bout de peu de temps il put uriner quatre ou cinq fois par jour, c'est-à-dire normalement et sans effort.

La paresse des détrusors provient, soit d'une modification matérielle des fibres musculaires (hypertrophie, déformation graisseuse et amyloïde), soit d'une névrose motrice. L'impuissance à vider complètement la vessie se constate aussi bien que possible en introduisant un cathéter dans la vessie, aussitôt la miction terminée. Une vessie normale doit se vider de telle sorte que la sonde n'y trouve pas une goutte d'urine. Mais quand l'évacuation est insuffisante, elle ramène chaque fois une quantité de liquide plus ou moins abondante. Cette quantité donne la proportion de l'insuffisance vésicale. Plus on retire d'urine, plus grande est d'ordinaire la faiblesse des détrusors de la vessie. Je dis d'ordinaire, parce qu'il y a des cas où l'évacuation de l'urine n'est pas complète, par suite d'un obstacle mécanique. Ces obstacles sont d'ordinaire constitués par les strictures de l'urèthre, la prostatite chronique et l'hypertrophie de la prostate. Dans ces cas, l'hypertrophie des fibres musculaires de la vessie complique la maladie. Toutefois, quand un obstacle de cette espèce n'existe pas, on a le plus souvent affaire à une paresse ou à une paralysie des détrusors.

Les malades se plaignent ordinairement d'uriner très mal. Avant chaque miction, ils sont contraints, sans souffrir, il est vrai, d'attendre un certain temps en poussant et en pressant, jusqu'à ce que l'urine arrive, et, même à ce moment, le jet ne décrit pas une courbe, mais tombe perpendiculairement sans propulsion, semblable à l'eau de pluie qui dégoutte d'une gouttière. Dans le décubitus, la miction est impossible, et, dans la station debout, l'urine coule encore plus facilement s'ils se penchent en avant et compriment l'abdomen. Plus l'évacuation de la vessie est incomplète, plus fréquente est l'envie d'uriner, mais jamais la miction ne satisfait pleinement. Quand la paresse devient paralysie, il y a d'abord incontinence nocturne, puis, au bout d'un certain temps, passage à la paralysie permanente. Les malades ont une sensation de plénitude dans le bas-ventre; ils urinent très souvent et chaque fois il ne s'échappe, grâce à la compression de l'abdomen, qu'une faible quantité d'urine qui continue à tomber goutte à goutte. Désormais, ils n'éprouvent plus jamais la satisfaction qu'on ressent après la miction.

On observe ordinairement la paralysie vésicale dans

les maladies du cerveau et de la moelle, passées à l'état chronique. Cependant elle se présente aussi dans les états fébriles aigus les plus divers, compliqués d'affections du système nerveux central; seulement alors elle est le plus souvent passagère. Dans la vieillesse, l'insuffisance de l'évacuation de l'urine est presque la règle, quand bien même il n'existe pas de paresse bien caractérisée. Dans la jeunesse et chez l'adulte, il y a parfois paresse de la vessie, surtout des détrusors, chez les individus qui retiennent longtemps l'urine, ou chez ceux qui par suite d'excès vénériens ou d'onanisme souffrent de contraction du sphincter vésical. Que, consécutivement à une hypertrophie prostatique, à une stricture ou autre obstacle permanent à l'évacuation de l'urine, il apparaisse au début et plus tard de la paresse des détrusors de la vessie, c'est ce que nous avons déjà dit.

Quelquefois, dans certains cas cliniques de paresse et de paralysie vésicale, il est facile de distinguer qu'il y en a de deux sortes, les unes ayant pour origine une paralysie du sphincter, les autres une paralysie des détrusors. Dans la paralysie des détrusors, on n'observe d'ordinaire que de l'incontinence dans les cas avancés, car comme le sphincter ferme encore, l'urine ne s'échappe par gouttes que quand la vessie s'est complètement développée; de même qu'un vase rempli jusqu'au bord, dès qu'on y verse de nouveau du liquide. Dans la paresse du sphincter, au contraire, nous observons de l'incontinence dès le début, parce que l'occlusion en est devenue défectueuse. Ici, l'incontinence débute le jour, parce que, dans la station debout, la faiblesse du sphincter est bien plus facilement vaincue par la masse du liquide appuyant vers le bas, que dans la position couchée. Quand il y a en outre paresse des détrusors, il y a parfois rétention d'urine, ce qui n'arrive pas dans la paresse du sphincter. Quand une grande quantité d'urine s'accumule dans la vessie, ce qui n'est possible que dans les cas de paresse des détrusors, la vessie comprime les vaisseaux par son poids, et entrave la circulation du sang de la prostate et du col de la vessie.

L'examen des malades permet souvent d'établir ce diagnostic encore plus facilement. Quand les détrusors sont seuls paresseux et que le sphincter agit encore suffisamment, on trouve la vessie distendue, formant une tumeur fluctuante au-dessus de la symphyse ou, du moins, on sent une poche distendue par du liquide et donnant envie d'uriner quand on la comprime avec la main. On peut aussi, quoique les patients vous disent avoir uriné récemment, constater, un peu au-dessus du pubis, de la matité à la percussion. Dans la paresse du sphincter, on ne sent jamais la vessie formant tumeur au-dessus de la symphyse. Le sphincter est tellement affaibli qu'il ne peut résister à une grande accumulation de liquide dans la vessie, et que, dès lors, celle-ci s'écoule involontairement. Par suite, on trouve très rarement une quantité notable d'urine ; même, dans certains cas, on est dans l'impossibilité de reconnaître la vessie distendue au-dessus du pubis. Quand on introduit un cathéter dans cet organe, on trouve ordinairement, dans le cas de paresse des détrusors, une assez forte résistance au col, tandis que dans la paresse du sphincter, on tombe, pour ainsi dire, dans sa cavité. Quand on vide la vessie, on retire communément, dans le cas de paresse des détrusors, une plus grande quantité d'urine que dans celle du sphincter. Pourtant, souvent la paresse des détrusors se combine avec celle du sphincter, de sorte qu'il n'est plus possible de constater ces affections typiques. Quand l'urine s'écoule par la sonde, on voit, le sujet étant couché, le jet d'abord relativement vigoureux diminuer bientôt et l'urine tomber goutte à goutte du pavillon. Seulement sous la pression provoquée par la toux ou la compression abdominale, on constate qu'il devient plus énergique et forme un arc qui toutefois ne tarde pas à redevenir faible et sans énergie. Enfin, l'urine cesse complètement de couler, mais quand on comprime la vessie avec la main ou qu'on laisse le malade se relever doucement et passer à la station verticale, il s'écoule toujours de la vessie une quantité d'urine plus ou moins grande.

L'urine normale, neutre, ou faiblement alcaline, contient des phosphates terreux précipitables neutres. Parfois l'urine, dès son émission, est trouble et offre une réaction alcaline sans coexistence de catarrhe vésical; c'est que le trouble et le sédiment blanchâtre ne consistent qu'en phosphates terreux. Dans ce sédiment on trouve alors soit du carbonate de chaux amorphe ou granulé, soit du carbonate de chaux cristallisé et parfois même du phosphate de magnésie cristallisé en longues tablettes à angle droit. Plusieurs fois aussi j'ai rencontré jusqu'à 2 pour 100 de sucre dans les cas de paresse vésicale, sans qu'il y eût, du reste, manifestation des moindres symptômes diabétiques. Le sucre, après avoir été constaté pendant des mois et des années, a disparu aussi plus tard sans laisser trace dans l'urine, quoiqu'on n'eût en général rien fait contre cette glycosurie. Toutefois, quand la stagnation de l'urine se prolonge un certain temps, il se produit peu à peu un catarrhe avec suppuration de la vessie ou une cysto-pyélite purulente, et l'on trouve aussi bien dans la vessie que dans le sédiment les signes caractéristiques de cette maladie, comme l'albumine et le carbonate d'ammoniaque en dissolution, et, dans le dépôt, des corpuscules sanieux, des cristaux de phosphate ammoniaco-magnésien, des épithètes du rein ou de la vessie. Ce catarrhe avec suppuration de la vessie se forme très facilement, consécutivement à l'exploration de l'organe avec la sonde ou un cathéter quelconque.

Le pronostic dans la paralysie vésicale n'est pas favorable, et, dans la plupart des cas, il est nécessaire que l'urine soit continuellement évacuée avec la sonde. C'est ce qu'il faut annoncer aux malades, sans quoi ils accusent, après coup, le médecin d'avoir si bien ruiné leur vessie avec le cathétérisme qu'ils ne sont plus capables d'uriner spontanément ; ce qui, disent-ils, leur était encore possible avant l'emploi de la sonde. Plus la quantité d'urine susceptible d'être retirée avec la sonde est grande, plus le pronostic est ordinairement défavorable en ce qui concerne la contraction vésicale. Il survient aussi fréquemment, consécutivement au cathétérisme, des phlegmasies de l'appareil urinaire susceptibles de causer la mort du malade.

Les anciennes dénominations d'incontinence d'urine, de strangurie et ischurie n'ont pas été employées ici, parce qu'elles n'indiquent que des diagnostics généraux et sont souvent mises en usage dans des affections tout à fait différentes. Néanmoins, nous donnerons brièvement l'étymologie de ces termes quelquefois encore employés actuellement. Par incontinence d'urine (de *in* priv., et *contineo*, contenir, maintenir), on entend l'impuissance à retenir l'urine. Il est clair que cet état peut se présenter dans les affections les plus diverses de l'appareil urinaire. Par strangurie (de το ούρον, l'urine, et στραγγω, je presse, je pousse, je force), on comprend une difficulté de la miction ne s'effectuant que goutte à goutte avec une grande douleur. Enfin, parischurie (de ίσχω, tenir, retenir, et ούρον, urine), la rétention d'urine, ou parfois un embarras de la miction.

La thérapeutique dans la paresse de la vessie est très variable. Dans les cas bénins, quand des difficultés de la miction sont survenues chez des individus vigoureux, par suite de mauvaises habitudes, le massage quotidien de la vessie suffit, avec de légers diurétiques, tels que les eaux minérales sodiques, pourvu que le sujet ait soin d'uriner régulièrement à de courts intervalles. La gymnastique, le séjour à la campagne ou dans les montagnes, des frictions froides sur tout le corps, des bains de siège froids, des douches sur le périnée, la vessie et les vertèbres lombaires, l'aspersion du dos avec de l'eau froide immédiatement après la sortie d'un bain tiède, agissent d'une façon très avantageuse sur la contraction vésicale. Comme médi-

caments internes : la quinine, l'extrait de seigle ergoté
0.50 centigr. par jour, la strychnine soit à l'intérieur
(sulfate de strychnine 2 centigr., sucre blanc 3 gr.;
mêlez pour une poudre à diviser en six doses, une à deux
par jour), soit sur le derme (nitrate de strychnine 0,10 centigr., sucre blanc 5 gr., divisez dix doses), en enlevant
l'épiderme du mont de Vénus (préalablement rasé) au
moyen d'un vésicatoire et en étendant un paquet par
jour sur le derme dénudé. Ou bien sous la peau
(nitrate de strychnine, 5 centigr., eau dist. 10 gr., une
seringue à injection de Pravaz par jour, à moitié ou
entièrement pleine), ce qui est la manière la plus facile
et la meilleure d'administrer la strychnine. C'est au-
dessus de la vessie, dans la peau de l'abdomen, que
l'injection se fait le mieux. Dès qu'on constate des tressaillements, ou, en général, des signes d'excitations
musculaires, il faut cesser ce remède.

L'électricité peut être appliquée : un pôle introduit
dans la vessie sous forme de cathéter et l'autre appliqué soit sur les vertèbres lombaires, soit dans le rectum. On peut employer les courants constants ou in-
duits. Je ne puis recommander l'emploi de l'électricité
au moyen du rhéophore cathétériforme que pour une
période ultérieure du traitement, c'est-à-dire après
qu'on aura fait un usage régulier du cathétérisme pendant des semaines et des mois. Au début du traitement,
l'excitateur vésical est souvent très nuisible, parce
qu'il irrite trop la muqueuse de la vessie et la fait suppurer. Toutefois, dans la suite du traitement, quand il
existe en même temps une néphrite et une pyélite sup-
purées, cette manière d'employer l'électricité donne

souvent de bons résultats. Quand il y a paresse des détrusors, il est bon d'introduire le rhéophore cathétériforme dans la vessie et d'appliquer l'autre pôle sur les
vertèbres lombaires, tandis que si c'est la paresse du
sphincter qui domine, le même rhéophore ne doit être
introduit que dans la portion prostatique de l'urèthre.
Les contractions du sphincter de la vessie peuvent
être ranimées par la faradisation du rectum, comme
nous l'avons dit en parlant de l'énurèse, sans qu'on ait
besoin d'introduire au préalable un pôle dans l'urèthre.
Cette méthode convient surtout aux malades très sensibles.

Toutefois le meilleur traitement c'est encore le cathétérisme régulièrement et bien fait, et il est douteux
qu'une vieille affection de cette espèce puisse être
traitée sans lui avec succès. Comme il s'agit d'un cathétérisme aussi doux et donnant aussi peu de sensation
que possible, il faut, dans la paresse vésicale, et surtout au début du traitement, employer, autant que
possible, des instruments en caoutchouc vulcanisé. Les
cathéters dit de Nélaton, tels qu'on les fait venir
actuellement d'Angleterre, sont d'excellente qualité
(Jacques Patent). Une vessie paresseuse ne peut se
vider complètement, il faut donc qu'au moyen d'un
cathétérisme régulier nous la forcions à se contracter
peu à peu, en enlevant son contenu.

L'emploi de la sonde dans la paresse vésicale n'offre ordinairement aucune difficulté particulière. Le
malade apprend bien vite à s'en servir, et, quand les
choses marchent d'une manière satisfaisante, il est
possible d'en faire peu.à peu un usage moins fréquent

ou même de le supprimer tout à fait. Il n'en est toutefois pas ainsi quand les choses ne suivent pas une marche favorable. Il n'est pas rare de voir la vessie suppurer, des processus parenchymateux de cet organe et du rein apparaître avec des abcès et souvent, sans qu'on s'y attende, la mort arrive en très peu de temps.

Les rapports de pression à l'intérieur de l'appareil urinaire, surtout à l'intérieur de la vessie, exercent assez souvent la plus grande influence sur l'issue du procédé opératoire. Tandis qu'il est d'ordinaire possible de pénétrer impunément dans une vessie dont la contractilité musculaire est intacte, les complications les plus graves et les plus menaçantes apparaissent souvent, au contraire, quand elle est affaiblie, c'est-à-dire quand la pression y devient nulle, à la suite d'un simple cathétérisme. J'ai déjà vu plusieurs fois un premier cathétérisme évacuateur, même dans la paresse vésicale légère, être suivie de cysto-pyélite et de pyélonéphrite accompagnées d'une fièvre violente. Dans tous les cas de paresse et de paralysie vésicale, une réaction inflammatoire si intense se déclare dans l'appareil urinaire à la suite du cathétérisme, que le traitement de cette affection dans le cabinet du médecin devient impossible. Au premier cathétérisme, les malades se sentent toujours soulagés et ne peuvent assez remercier le médecin de l'emploi de la sonde ; le deuxième jour se passe aussi d'une manière satisfaisante : mais, à partir du troisième, ils commencent à se plaindre de lassitude et de faiblesse, l'urine devient trouble, la fièvre augmente, et, cinq ou six jours après le premier cathétérisme, survient un premier

frisson intense qui les rend incapables de quitter le lit.
On comprend facilement que plus l'insuffisance de la
vessie est grande et plus la quantité d'urine à extraire
de la vessie est considérable, plus aussi la réaction
consécutive est violente. Il existe des cas dans la littérature médicale où le cathétérisme évacuateur ayant
été pratiqué debout, dans la paresse vésicale, le malade est tombé mort, après avoir rendu une grande
quantité d'urine. Il est donc prudent de procéder toujours au cathétérisme, le malade étant couché. Il n'est
pas rare non plus, après un premier cathétérisme évacuateur ayant, chez un individu sain et vigoureux, donné
issue à une urine tout à fait normale de voir celui-ci
mourir au bout de huit à dix jours d'accidents urémi-
ques. Dans ces cas, à la cysto-pyélite se joint ordinairement une néphrite aiguë le plus souvent suppurée.
Quelquefois, trois jours après le cathétérisme, l'urine
commence à se colorer d'une grande quantité de sang.
L'hémorrhagie est ordinairement parenchymateuse, il
n'y a pas de coagulations, mais, au microscope, on
peut constater des débris d'épithélium du rein, colorés
par le sang et ce qu'on nomme des cylindres du sang,
d'où l'on peut conclure que ce n'est pas seulement la
vessie, mais l'appareil urinaire tout entier, qui donne
du sang. L'urine est tantôt rouge, tantôt brune et noire ;
plus tard, après le développement du catarrhe vésical,
la couleur passe au vert foncé, la réaction en devient
fortement alcaline, et l'odeur cadavérique et fétide. En
un mot, on a alors affaire à une cystite hémorrhagique
purulente, ou cysto-pyélite, avec ou sans néphrite suppurative. On voit parfois, quand on regarde attentive-

ment les sédiments urinaires au microscope, les bactéries naître en grand nombre. On aperçoit alors, non seulement de petites bactéries isolées à deux et à quatre prolongements se mouvant très rapidement, mais aussi des masses constituées par des amas de bactéries inertes. Quand elles proviennent de la vessie, ces agglomérations se montrent sous forme de membranes, plus ou moins grandes ; mais, quand elles se sont élevées jusqu'aux reins, leurs masses obstruent les canalicules urinaires, et, quand ces bouchons de bactéries s'échappent avec l'urine, ils apparaissent au microscope sous forme de beaux cylindres, uniquement formés de bactéries inertes (néphrite parasitaire de Klebs). Le pronostic de la néphrite suppurative est alors presque toujours défavorable.

Cependant, dans certains cas où la néphrite suppurative n'a pas envahi le rein tout entier et dans lesquels même, après quelques semaines, il se manifeste un mieux relatif, ce processus rénal complique peu à peu la néphrite interstitielle et amène la mort d'autant plus inévitablement en deux ou trois ans.

Très souvent on voit se déclarer le processus parenchymateux dans l'appareil urinaire après le cathétérisme évacuateur. Les malades sont ordinairement couchés avec la fièvre. L'urine d'abord peu troublée par le pus ne renferme, par conséquent, qu'une petite quantité d'albumine. Tout à coup survient un frisson, suivi bientôt d'un second, puis d'un troisième, et enfin après l'évacuation d'une certaine quantité de pus avec l'urine, l'amélioration survient. Toutefois sa durée est courte, car bientôt les accès de fièvre reparaissent pour cesser encore après une nouvelle évacuation de pus avec l'urine. Cette alternative de bien et de mal peut durer des semaines et des mois jusqu'à la guérison complète ou la mort. Toutefois il sera toujours possible de constater la présence de la cysto-pyélite qui tardivement, il est vrai, passe insensiblement à la néphrite.

La cause des complications fâcheuses que nous venons d'énumérer, et consécutives au cathétérisme évacuateur, doit être recherchée dans le manque de pression à l'intérieur de l'appareil urinaire. Dans la paresse et la paralysie de la vessie, cet organe ne pouvant jamais se vider tout à fait spontanément, il reste toujours une certaine quantité d'urine dans la vessie. Cette quantité d'urine qui augmente d'ordinaire avec les années exerce déjà par sa masse une certaine pression sur les parois latérales de la vessie. Elle rend de même l'écoulement de l'urine, des uretères dans la vessie, plus difficile ; ceux-ci, sous l'influence de l'accumulation de l'urine se dilatent également et s'élargissent transversalement. Mais c'est surtout sur le rein qu'agit l'accumulation de l'urine dans la vessie en entravant son fonctionnement. Comme l'urine ne peut s'écouler librement des uretères à cause de l'obstacle qu'elle y rencontre, il faut que le rein travaille avec plus d'activité et que, par suite, la pression produisant la sécrétion devienne plus forte pour vaincre la contre-pression de l'urine amassée dans la vessie et les uretères. Cette augmentation de pression se trouve confirmée par la constatation d'une petite, quelquefois même d'une grande quantité d'albumine dans l'urine évacuée spontanément. Maintenant, quand, dans ces cas, la totalité de l'urine, qui a peut-être pendant des années exercé une pression latérale et une contre-pression dans l'appareil urinaire, vient à être vidée d'un coup par le cathétérisme évacuateur, il se produit immédiatement un tel défaut de pression, je dirai une hyperémie *ex vacuo*, que des inflammations sont d'ordinaire la conséquence forcée d'une pareille opération [1].

Dans les cas favorables il ne résultera de cette hyperémie *ex vacuo* que des catarrhes purulents de la vessie, des bassinets des reins et des canalicules urinaires, nous n'aurons alors affaire qu'à une cystite ou à une cysto-pyélite. Dans les cas graves, à la cysto-pyélite déjà existante s'ajoutera une hémorrhagie parenchymateuse de tout l'appareil urinaire qui, en décomposant l'urine, provoquera la suppuration de la vessie. Enfin, dans les cas très graves, le rein lui-même réagira en donnant lieu aux symptômes de la néphrite purulente.

Comme ces phénomènes fâcheux, consécutifs au cathétérisme évacuateur, ne sont pas rares, il faut prendre les plus grandes précautions. Quand la paresse vésicale n'est qu'à son début il est bon de faire coucher immédiatement le malade. Je n'évacue jamais tout de suite, c'est-à-dire à la première visite, la vessie complètement. Quand cet organe renferme une notable quantité d'urine, je ne vide jamais la première fois plus de 400 à 500 centimètres cubes, je renvoie le malade chez lui, je le fais coucher, et alors seulement je vide la vessie petit à petit mais complètement. Quand, au premier cathétérisme, la vessie contient

1. Lire sur ce sujet, dans la *France médicale*, nᵒˢ 14 et suivants, 1879, un article intitulé : *Des dangers du cathétérisme chez les vieillards.*

moins de 400 centimètres cubes d'urine, et que, par
suite, sans le vouloir, je la vide complètement, je ne
laisse pas le patient s'éloigner avec la vessie vide, mais
je lui injecte 100 centimètres cubes de solution d'acide
carbolique à un demi pour cent, et l'envoie immédiatement se coucher. Seulement quand les malades pro-
mettent de garder le lit pendant un certain temps
(environ deux à trois semaines), on peut, dans la paresse
vésicale ancienne, compliquée d'inflammations de l'appareil urinaire donnant lieu à une réaction légère,
rétablir peu à peu la pression à l'intérieur de l'appareil
urinaire au moyen du cathétérisme régulièrement pratiqué, et, bien que les malades se tiennent au lit, l'appareil urinaire donne encore lieu à des phénomènes
graves.

Ainsi donc, après que les malades se sont complètement déshabillés et mis au lit, la vessie est entièrement
vidée avec un cathéter flexible et lavée avec une solution d'acide carbolique à un demi pour cent, dont
on laisse environ 100 grammes dans la vessie. Le
séjour de la solution d'acide carbolique dans la vessie
est maintenu après chaque cathétérisme, seulement
on en diminue la dose peu à peu, jusqu'à la réduire à
un nombre de centimètres cubes proportionné à la
contraction future de l'organe. L'injection de la solution d'acide carbolique dans la vessie a l'avantage de
ne pas la laisser complètement vide et d'empêcher ses
parois de s'appliquer l'une contre l'autre, ce qui est
souvent pour le malade l'occasion d'une très vive douleur. La solution d'acide carbolique a aussi l'avantage
sur d'autres liquides de s'opposer à la naissance des

bactéries, qui, quand la pression est nulle à l'intérieur de l'appareil urinaire, peuvent pénétrer, sans obstacle, de l'intérieur jusqu'au rein. Je ne regarde pas comme nécessaire de presser sur la vessie avec la main appliquée sur le ventre, puisqu'avec le cathétérisme, en enfonçant à une profondeur convenable le bec de la sonde, on arrive facilement à vider complètement la vessie. Toutefois, au début de l'inflammation vésicale, la compression de la vessie avec la main favorise la formation des processus parenchymateux.

Quand il n'existe qu'une légère paresse qui permet au malade d'uriner seul après le cathétérisme évacuateur, il suffit de vider et de laver complètement la vessie avec la sonde une fois par jour. Mais quand le malade après le cathétérisme évacuateur n'urine plus spontanément, il faut la vider trois fois par jour et la laver avec la solution carbolique, et quelquefois même plus souvent si l'envie d'uriner est plus pressante.

Comme traitement complémentaire, on peut avoir recours avec autant d'avantage aux médicaments qu'au galvanisme et aux thermes indifférents, ainsi que nous l'avons dit déjà plus en détail.

Dans la paresse et la paralysie du sphincter avec incontinence d'urine, et dans lesquelles les malades doivent se servir d'un urinal, le cathétérisme fréquent toutes les trois, toutes les deux et même toutes les heures, combiné à la galvanisation du muscle obturateur, est recommandable. Quand ce muscle est un peu tonifié par l'électricité, le cathétérisme peut être employé à de plus longs intervalles.

DE L'ÉNURÈSE

NOCTURNE, DIURNE, CONTINUE

Mécanisme ; traitement.

A la catégorie des névroses motrices de l'appareil urinaire appartient encore l'énurèse. Cette névrose se montre surtout chez l'enfant et se termine d'ordinaire à la puberté. On entend par énurèse la sortie involontaire d'une urine normale, d'un appareil urinaire d'enfant sain d'ailleurs. Cette définition exclut tous ces états dans lesquels il y a augmentation de l'envie d'uriner et compliquée d'affection de l'appareil urinaire.

Tout à fait dans le premier âge, la miction et la défécation s'accomplissent sans aucune sensation subjective. Il suffit des plus faibles contractions vésicales et intestinales pour rejeter l'urine ou les fèces, parce que le muscle obturateur ne leur oppose aucune résistance.

Les premiers temps passés, les enfants commencent à retenir volontairement les matières fécales, tandis que l'urine sort souvent involontairement malgré leurs efforts. La faculté de retenir volontairement l'urine ne se montre d'ordinaire chez les enfants qu'après la deuxième année, c'est-à-dire généralement après la première dentition.

Les enfants, qui, cette période terminée, n'ont pas

encore le pouvoir de retenir volontairement leur urine et dont l'appareil et le liquide urinaires sont normaux, sont atteints d'énurèse. Mais cette maladie peut aussi se déclarer subitement à un âge plus avancé, en général, quand l'organe de l'enfant a été affaibli par la maladie ou dans tous les états qui ont déprimé l'économie.

L'énurèse apparaît soit pendant le sommeil (la nuit), c'est le cas ordinaire, on l'appelle alors *énurèse nocturne;* soit le jour, et alors seulement après des mouvements physiques et musculaires d'une certaine énergie, comme l'ascension d'un escalier, le rire, la gymnastique, la toux, et on la nomme alors *énurèse diurne.*

Dans d'autres cas encore, l'évacuation involontaire de l'urine a lieu le jour comme la nuit, c'est l'*énurèse continue.*

Suivant son mode d'apparition, l'incontinence est encore classée en énurèse continue, se répétant régulièrement chaque jour, et énurèse périodique ou irrégulière.

Comme causes, on admettait jadis les états de débilisation les plus divers : l'anémie, la scrofule, le rachitisme, etc.; pourtant, cela n'est pas exact pour tous les cas. On trouve souvent des enfants très bien développés, vigoureux, joufflus, qui souffrent d'énurèse, tandis que, parmi le grand nombre d'enfants rachitiques et scrofuleux, une faible partie en est atteinte. D'autres regardent aussi un sommeil trop profond comme cause d'énurèse, mais à tort. La plupart des enfants bien portants dorment si profondément, qu'on peut les déshabiller et les transporter d'un lit dans un autre sans qu'ils se réveillent, et pourtant ils ne sont pas atteints d'énurèse. Les parents se plaignent aussi parfois au médecin de ce que bien que réveillant l'enfant deux et trois fois par nuit et le forçant à uriner, le lit se trouve néanmoins mouillé. Il l'est même souvent immédiatement au début du sommeil, quoique l'enfant ait uriné au moment de s'endormir. Trousseau, Bretonneau et Desault ont cherché la cause de l'énurèse, moins dans la faiblesse générale, que dans une anomalie de la vessie et de son col.

Desault admet que des contractions subites et énergiques des détrusors de la vessie, non perçues par l'enfant pendant son sommeil, sont la cause de l'énurèse. Cette manière de voir, identifiant l'énurèse à l'envie d'uriner en général, pourrait encore mieux l'expliquer quand elle apparaît consécutivement à la cystite, la pyélite et la lithiase. Dans l'état normal de l'urine et des organes urinaires, une contraction spasmodique des détrusors, produite pendant le sommeil, est au moins très problématique. Trousseau et Bretonneau regardent l'énurèse comme une névrose du col de la vessie. Etant donné qu'ils considèrent le col de la vessie comme identique au sphincter externe, leur opinion est la seule exacte. Guersant admit, à la vérité, qu'il y a simultanément faiblesse de naissance (développement insuffisant) du muscle obturateur, quoique cette manière de voir ne soit exacte que pour quelques cas. D'autres auteurs admettent encore une hyperesthésie du bas-fond de la vessie ou de la muqueuse vésicale en général. Ils veulent dire par là que la vessie n'est capable que de retenir une faible

quantité d'urine en général et que, quand cette quantité est dépassée, toute la masse s'écoule. Lebert
regarde l'énurèse nocturne comme une sorte de narcose du sphincter survenant pendant le sommeil. Le
besoin d'uriner ne se faisant pas suffisamment sentir
est satisfait immédiatement et sans précaution, de
sorte que le lit se trouve mouillé. Mon opinion sur l'énurèse, l'énurèse nocturne surtout, est celle de Trousseau et Bretonneau, en ce sens que j'admets aussi que
dans cette forme il s'agit d'une névrose. Je crois, pour
ma part, qu'il y a disproportion dans l'innervation des
détrusors et du sphincter, celle du sphincter étant tout
à fait insuffisante. Comme cet état est normal de la
première année à la dentition accomplie, l'énurèse
représente, dans tous les cas où elle ne cesse pas
avec l'âge, la prolongation de l'état infantile. Que
l'énurèse ne consiste que dans un défaut d'innervation
de l'appareil obturateur de la vessie, cela ressort du
traitement par l'électricité. Car il y a des cas qui sont
guéris par une seule séance d'électrisation du sphincter. Or, un pareil succès ne peut s'expliquer que par
un manque d'innervation et jamais par un défaut de
développement du sphincter.

Le sexe n'a pas d'influence sur l'énurèse. Quelques
auteurs, il est vrai, prétendent qu'il y a beaucoup plus
de garçons que de filles atteints d'énurèse, mais ce
n'est qu'apparent. Chez les filles, surtout quand elles
sont déjà un peu avancées en âge, les parents ont grand
soin de cacher cet état, d'autant plus qu'ils savent
aussi que l'énurèse cesse d'ordinaire au moment de la
puberté.

Pour ce qui est de l'âge, on trouve la plus grande proportion chez les enfants de trois à dix ans, mais j'ai déjà eu souvent à traiter des filles aussi bien que des garçons de quatorze, quinze et même dix-sept ans. Qu'une espèce d'énurèse, surtout l'énurèse continue, puisse être souvent le résultat de la lithiase (surtout quand la pierre est engagée dans le col), de la cystite et de la pyélite, et aussi des phlegmasies du vagin, du vestibule et de l'urèthre chez les filles, de même qu'elle est souvent engendrée par l'onanisme; c'est ce que j'ai déjà dit précédemment. Il est donc absolument nécessaire de soumettre chaque fois l'urine et les organes génitaux du petit malade atteint d'énurèse à un examen minutieux.

Quand on s'est suffisamment éclairé sur la nature de l'urine, on passe à l'examen et à l'exploration du bas-ventre et des organes génitaux. On tâchera de palper exactement la vessie pour savoir si elle est vide ou très remplie, s'il n'existerait pas une rétention d'urine, etc. Ensuite on examine l'orifice uréthral, et, en outre, chez les filles, principalement l'entrée du vagin. Souvent on trouve chez elles de petites excroissances polypeuses au méat urinaire. Quand on excise ces excroissances, l'énurèse cesse ordinairement. Un examen avec la sonde n'est pas toujours nécessaire quand l'urine est normale.

La thérapeutique dans l'énurèse peut être générale et locale. Chez les enfants faibles, on prescrit la quinine et surtout les préparations ferrugineuses, des bains aromatiques à 26° R.; de siège froids ou, en général, une légère cure d'eau froide. Le séjour à la campagne ou dans les montagnes, des bains de rivière ou de mer sont souvent suivis d'un excellent effet. Trousseau et Bretonneau recommandaient beaucoup la belladone et l'atropine. On donne, le soir avant le coucher, 1 centigramme d'extrait de belladone, ou $0^{gr},0005$ d'atropine. Toutefois, chez les enfants très jeunes et maladifs, ces préparations exigent de grandes précautions. Quand ils sont plus âgés et vigoureux, la dose quotidienne peut être augmentée chaque jour jusqu'à ce que les pupilles commencent à se dilater, par exemple. En tout cas, le traitement au moyen de ces préparations doit être continué pendant des mois. On a observé aussi de beaux résultats consécutivement à l'administration de l'extrait de seigle ergoté et de la teinture de noix vomique.

Mais le traitement local est encore le meilleur. Quand l'énurèse est le résultat de la faiblesse du muscle obturateur de la vessie, il paraît logique de chercher à fortifier ce muscle. L'ancienne méthode consistant à agir à travers la peau n'a pas donné de succès notables. Celle dans laquelle on introduit, comme dans l'incontinence des adultes, un rhéophore ayant la forme d'un cathéter, n'est pas non plus très bonne chez les enfants. Ils s'agitent trop et l'introduction du rhéophore uréthral, surtout chez les garçons, ne s'accomplirait pas sans lésions. Souvent aussi, consécutivement à l'application de ce rhéophore, on voit apparaître de l'uréthrite et de la cystite qui ne peuvent avoir qu'une action très défavorable dans l'énurèse. Comme ce procédé consistant dans l'application directe du rhéophore est incommode chez les enfants, j'ai, par suite de mon expérience, mis en usage l'excitation indirecte du sphincter de la vessie par le rectum.

On sait que les opérations pratiquées sur la partie inférieure du rectum ont souvent pour résultat l'incontinence d'urine. On observe aussi souvent des cas de strangurie dans lesquels il est possible d'uriner en même temps qu'on va à la selle. Cette action simultanée du sphincter anal et du sphincter externe de la vessie sous l'influence des excitations rectales est le point de départ de ce procédé thérapeutique qui trouve aussi son explication dans les rapports anatomiques de cette région. Les nerfs hémorrhoïdaux, le moyen et l'inférieur, prenant tous deux naissance dans les rameaux honteux du plexus sacro-coccygien, animent le bas-fond de la vessie et son sphincter ainsi que les sphincters externe et interne de l'anus et le vagin, chez la femme. Ceci explique pourquoi une excitation électrique appliquée dans le rectum se propage au col de la vessie, produit des contractions du muscle obturateur de cet organe et fortifie par cela même le sphincter vésical.

J'emploie à cet effet un appareil à traineau ordinaire de Dubois-Reymond, armé d'un élément formé d'une bouteille. L'un des pôles du courant d'induction est un bouchon métallique du diamètre d'un crayon

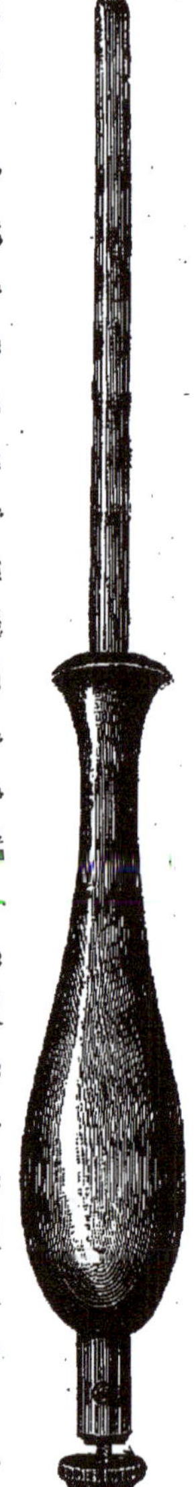

Fig. 5.

Rhéophore du rectum.

3/4 du diam.

long de 7 centimètres, fixé dans une poignée en bois (fig. 5), qu'on introduit dans le rectum après l'avoir bien huilé.

L'autre pôle est un porte-éponge ordinaire qu'on applique, chez les garçons, sur le raphé périnéal, et, chez les filles, au pli de la fesse. Au début, le courant, surtout chez les petits enfants, devra être très faible et à peine sensible, parce que, sans cela, ils s'effrayent très facilement et qu'alors rien ne peut plus les décider à laisser continuer le traitement commencé. Peu à peu on augmente la force du courant autant que le malade peut la supporter. Les séances sont renouvelées tous les jours, ou au moins tous les deux jours et ordinairement pendant cinq à dix minutes. Pour cela, on étend les petits malades sur un sopha. Le traitement dure en moyenne de quatre à cinq semaines; cependant, quand il y a récidive, il faut le prolonger.

NÉVROSES MOTRICES

DES ORGANES GÉNITAUX

POLLUTIONS, SPERMATORRHÉE

Ce qu'on entend par pollution et spermatorrhée; leur différence; description
du sperme; polyspermie, aspermie; caractères du sperme dans l'aspermie;
causes des pollutions; leur diagnostic; leur traitement.

C. Les névroses motrices qui apparaissent dans la
sphère génitale sont les pollutions et la spermatorrhée.

Par pollutions on comprend ordinairement une évacuation abondante de sperme, accompagnée de sensations voluptueuses, d'érection, et survenant la nuit
pendant le sommeil. L'éjaculation s'accomplit par
saccades, par suite de la contraction spasmodique des
fibres musculaires des vésicules séminales et de
l'urèthre (muscle bulbo-caverneux).

On entend, au contraire, par spermatorrhée, un
écoulement de liquide séminal s'effectuant goutte à
goutte ou d'un jet, mais sans projection, sans érection
et en dehors de toute sensation voluptueuse. Cette
évacuation spermatique ne devient plus abondante
qu'après la défécation ou la miction.

La pollution serait donc une névrose motrice de l'appareil génital avec contraction des fibres musculaires
des vésicules séminales, et la spermatorrhée cette
même névrose avec atonie des conduits éjaculateurs.

On confond d'ordinaire la pollution avec la spermatorrhée, d'autant plus qu'il existe des formes mixtes, c'est-à-dire des cas de spermatorrhée avec pollutions, mais il y a aussi des formes tout à fait nettes, et, par conséquent, la division en pollution et spermatorrhée doit être maintenue. Il existe, en effet, des cas de pollutions dans lesquels il ne s'échappe d'ordinaire jamais de semence, le jour, après la miction ou la défécation ; de même qu'il y a des sujets atteints de spermatorrhée pure et ne souffrant jamais de pollutions, mais perdant chaque jour leur sperme par petites quantités et d'une manière continue.

D'autres auteurs admettent des pollutions nocturnes et des pollutions diurnes, et appellent spermatorrhée tout écoulement qui, n'étant pas la gonorrhée chronique, a l'aspect gluant, blanchâtre ou incolore. Cette division n'est pas judicieuse, car là où il y a des pollutions dites diurnes, on observe aussi ordinairement des évacuations spermatiques consécutives à la défécation et à la miction ; d'un autre côté, on ne peut déduire de l'écoulement d'un liquide gluant et trouble du canal qu'il existe de la spermatorrhée, sans avoir fait l'examen microscopique. Il existe, en effet, une névrose de la prostate, la prostatorrhée, dans laquelle cette glande secrète aussi un suc trouble et visqueux, mais n'ayant absolument rien de commun avec le sperme, comme le prouvera encore mieux ce qui va suivre. Curschmann admet des pollutions nocturnes, des pollutions diurnes et la spermatorrhée, et voit dans celle-ci, pour ainsi dire, le summum des pollutions. Une pollution en dix ou quatorze jours peut

être considérée comme un flux de sperme physiologique; quand elle se produit beaucoup plus souvent,
alors elle est pathologique. Curschmann ne veut pas
admettre une division des pollutions reposant sur la
fréquence, mais il prétend que les pollutions, même
plus répétées, peuvent encore être considérées comme
un flux de sperme physiologique, quand, le lendemain,
les sujets se trouvent en bon état, vigoureux ou satis-
faits. Il regarde, au contraire, comme pathologiques
toutes pollutions, seraient-elles rares, après lesquelles
les malades se sentent faibles et abattus, souffrant de
la tête et moins aptes aux travaux intellectuels.

Comme le sperme dans ces affections joue un rôle
important, nous en décrirons ici brièvement les anomalies.

Le sperme normal, comme on le sait, est un mélange
composé de la sécrétion du testicule, de celle des
vésicules séminales, de la prostate et des autres glandes accessoires de l'appareil urinaire. La quantité de
sperme rejetée à chaque éjaculation est proportionnée
à la continence du sujet; il y en a plus ou moins, mais
ordinairement elle varie de 2 à 5 grammes.

Le sperme normal éjaculé est de couleur blanche,
semblable à la colle de farine cuite, a une odeur fade,
particulière, caractéristique, et une réaction alcaline
sur le tournesol. Sa consistance, immédiatement après
l'éjaculation, est semblable à celle du miel, visqueuse;
bientôt, cependant, elle devient gélatineuse, pour redevenir plus liquide cinq à dix minutes après.

Quand on verse le sperme éjaculé dans une éprouvette, pour le laisser déposer, on trouve, au bout de

quelques heures, deux couches superposées. Les deux couches ont, dans le sperme normal, des propriétés égales. La couche inférieure est blanche, opaque et consiste en éléments cellulaires du sperme, dans le sperme normal en spermatozoaires. La couche supérieure, ayant l'aspect du petit lait, est transparente et ne montre au microscope que des éléments cellulaires isolés et des détritus. De la richesse de la couche blanche en spermatozoaires on peut, dans des circonstances données, conclure à la puissance fécondante de la semence en question.

Si l'on regarde au microscope une goutte de sperme, fraîchement éjaculée, on doit apercevoir sous l'objectif une foule de corps en mouvement, comme si on avait remué une fourmilière avec un bâton. On voit encore des cellules épithéliales isolées, des cellules séminales et de fines granulations en petite quantité.

Les spermatozoaires du sperme normal consistent en une tête ovale ou aplatie, en forme de poire ou de pelle, et une extrémité longue, filiforme, à laquelle on distingue une partie moyenne et une queue. La partie moyenne et la queue doivent dépasser dix fois la longueur de la tête. Les spermatozoaires doivent être en grande quantité et se mouvoir encore douze heures après l'éjaculation.

Quand un sperme normal a déposé pendant un certain temps, on trouve, le deuxième et le troisième jour, des cristaux rhomboédriques, limpides comme de l'eau, d'abord isolés, mais plus nombreux ensuite (fig. 6). Quand la cristallisation est incomplète, les cristaux paraissent tronqués et arrondis à leurs extrémités,

A. Bottcher les regarde comme des produits albumineux, d'autres comme du phosphate ammoniaco-magnésien. J'ai fait une fois l'examen de ces cristaux et trouvé qu'ils consistent en acide phosphorique et en magnésie, mais sans y constater la présence de l'ammoniaque.

Quant à la quantité de sperme rendue dans une seule éjaculation, elle est, nous l'avons dit, fort variable. Plus le coït est fréquent, plus faible est, chaque fois, la quantité de sperme éjaculé, jusqu'à ce qu'enfin, une sensation douloureuse se produisant, il n'en soit plus éjaculé

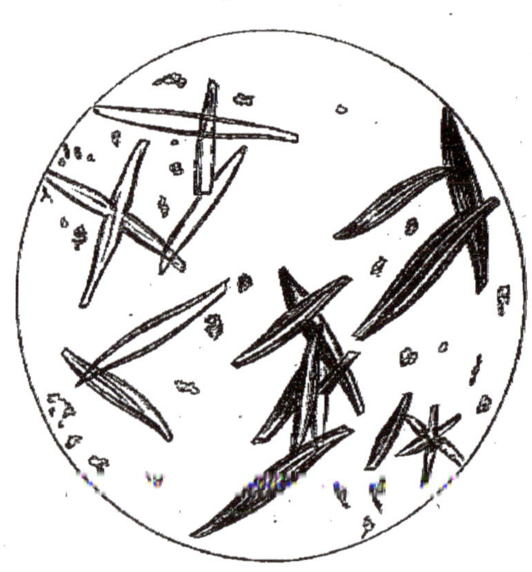

Fig. 6. — Cristaux du sperme.
Grossissement : 300 fois.

que quelques gouttes. Plus l'homme vit continent, plus grande est la quantité de sperme éjaculée pendant le coït. Toutefois, il existe deux phénomènes tout à fait contraires qu'on peut facilement isoler : la *polyspermie* et l'*aspermie*.

La polyspermie, c'est-à-dire l'éjaculation d'une grande quantité de sperme dans un seul coït, est relativement rare. Je n'ai vu qu'un cas de ce genre. Un homme d'environ quarante ans, vigoureux, quoique très nerveux, atteint de polyurie, de cysto-spasme et de di-

verses douleurs névralgiques, se plaignit à moi de per-
dre, dans des pollutions nocturnes, de si grandes quantités de sperme que le caleçon et le lit en étaient chaque
fois fortement mouillés, et qu'après le coït les femmes
l'accusaient d'avoir uriné parce qu'elles se sentaient
extraordinairement mouillées. Je prescrivis au patient
de ramasser le produit de son éjaculation pendant le
coït, que je trouvai atteignant le volume extraordinaire
de 15 cent. cubes. Et encore le sujet me dit-il que cette
fois il n'avait pas été en mesure de réunir tout le
sperme. Il renfermait des spermatozoaires vivants et
normaux. Après le repos, on constata que ses éléments
liquides, comparés au précipité cellulaire blanc, étaient
plus abondants.

L'*aspermie* ou l'aspermatisme, c'est-à-dire l'absence de sperme est un peu plus fréquente. Elle est
permanente ou seulement temporaire. Elle a sa cause
soit dans des obstacles mécaniques à l'évacuation du
sperme (oblitération des canaux éjaculateurs), soit
dans un défaut de production du sperme en général,
ou bien en ce que, quoique produit, les excitations
sexuelles ne peuvent le faire éjaculer.

Dans un cas, j'ai vu l'aspermie survenir chez
un homme marié, à la suite d'une prostatite suppurée; il n'éjaculait plus pendant le coït, quoique cela
lui fût très facile avant sa prostatite. Dans un autre cas,
j'ai observé chez un homme vigoureux de vingt-quatre
ans une aspermie qui pourrait bien appartenir aux
cas les plus rares. Cet homme me consulta pour savoir
s'il était en état de se marier n'ayant jamais, quoiqu'il
pût exercer le coït, éjaculé ni dans la copulation, ni

dans les pollutions. Je n'accueillis d'abord son assertion
qu'avec méfiance, mais je pus me convaincre, après un
plus long examen, de la justesse de son observation.
Le malade n'avait jamais eu auparavant aucune affection sexuelle. Son appareil génital était normal, le cathétérisme explorateur ne fit reconnaître aucun obstacle dans la région prostatique. J'essayai la faradisation
des deux testicules, pour favoriser la formation du
sperme, mais sans succès. Le malade, malgré des co-
habitations répétées et d'autres excitations sexuelles
n'acquit point la faculté d'éjaculer. Au bout de plusieurs mois, j'en reçus une lettre m'informant qu'il
n'avait toujours pas de sperme et demandant encore mes conseils médicaux. Comme ici l'appareil
génital était tout à fait normal, et qu'il était arrivé à
l'âge de vingt-quatre ans sans avoir eu une seule pollution ni une seule éjaculation, malgré des excitations répétées, je crois avoir eu affaire à un cas d'aspermatisme absolu et permanent. Je n'ose affirmer
qu'on doive, avec Schulz, rapporter la cause de ce
phénomène à un défaut d'excitabilité du réflexe du
centre éjaculatoire.

Par contre, les cas d'aspermatisme temporaire se
présentent plus souvent. Chez ces malades, il précède
ordinairement une prostatite consécutive à une gonorrhée. Ces malades souffrent, en général, de plusieurs
autres névroses très variées, soit de l'appareil urinaire,
soit de l'appareil génital. Les patients peuvent entrer
en érection et exercer le coït, mais, malgré tous leurs
efforts, ils sont dans l'impossibilité d'éjaculer.

Pour ce qui est de la couleur du sperme, elle est

rouge brun, sanguinolent et jaune, quand il renferme du pus. Ces deux colorations sont des phénomènes de prostatite et d'inflammation des vésicules séminales. On perçoit ces deux colorations aussi bien que possible sur le sperme desséché sur du linge blanc. Dans cet état, les taches spermatiques sont parfois entourées d'un cercle bleuâtre ou bleu violacé ; ce qui prouve que le sperme contient une forte proportion d'indigo. Quand il y a simultanément du pus et de l'indigo, les taches de sperme paraissent d'un beau vert bleuâtre.

Les spermatozoaires se conduisent aussi diversement. Tantôt ils sont vifs et pleins de mouvements, tantôt, au contraire, le sperme éjaculé renferme des spermatozoaires complètement inertes. J'ai observé des cas graves de spermatorrhée où du sperme d'aspect tout à fait normal était rejeté en certaine quantité après la miction, mais dont les spermatozoaires étaient sans vie. De même le nombre de spermatozoaires peut avoir sensiblement diminué comme cela se voit dans la vieillesse ou consécutivement à des excès vénériens souvent répétés. La forme des spermatozoaires subit aussi parfois des modifications. Aussi on voit, assez fréquemment, dans les phlegmasies des vésicules séminales, avec ou sans inflammation des testicules, des spermatozoaires inertes ayant la queue tronquée et enroulée en spirale, ou seulement la tête en forme de pelle, nager dans un sperme sanguinolent et purulent.

Au microscope, on aperçoit assez souvent l'indigo formant sous les spermatozoaires un beau feuillet bleu bleuet ou une masse bleue noirâtre.

Quand les spermatozoaires manquent complètement

dans un sperme, il y a azoospermie. Comme dans ce sperme l'élément fécondant fait défaut, il y a impossibilité de procréer. Il faut bien distinguer cette impuissance de celle d'exercer le coït, car les malades affectés d'azoospermie sont en état d'exercer un vigoureux coït, et ne se doutent pas ordinairement que leur sperme est malade.

L'azoospermie est d'ordinaire la conséquence de l'épididymite, surtout quand celle-ci existe des deux côtés. Cependant cela n'est pas absolument nécessaire, car une inflammation du cordon peut amener cette conséquence. L'azoospermie provient de l'oblitération du *vasa deferentia*; la sécrétion du testicule se trouvant, par conséquent, dans l'impossibilité d'arriver dans les vésicules séminales, il ne peut plus y avoir de spermatozoaires dans le sperme ultérieurement éjaculé. Celui-ci n'est plus désormais que le mélange des sécrétions des vésicules séminales avec celle des glandes de l'urèthre.

Quand on examine un pareil sperme à l'état frais, on constate que l'éjaculation est en quantité normale. On voit encore qu'il est tout aussi gélatineux que le sperme normal, mais qu'il offre une légère différence de coloration. Il est plus transparent, plus aqueux. Au microscope, on aperçoit tantôt des corpuscules lymphatiques, tantôt des cellules épithéliales passées à l'état colloïde, tantôt des globules de graisse. Quand on laisse déposer tranquillement pendant quelques heures, on voit apparaître une grande quantité de volumineux cristaux d'acide phosphorique et de magnésie bien formés et transparents comme de l'eau : ce sont les cristaux spermatiques. De l'azoospermie consécutive à l'oblitération du *vasa deferentia*, il résulte clairement que la masse principale du sperme éjaculé est une sécrétion des vésicules séminales, et que le testicule ne fournit que l'élément fécondant, les spermatozoaires. Comme les cristaux spermatiques se montrent aussi dans l'azoospermie, on peut affirmer qu'ils sont propres aux vésicules séminales.

L'apparition plus ou moins rapide de ces cristaux dans le sperme éjaculé permet également de se prononcer sur la faculté reproductrice du sperme. Quand le sperme renferme un grand nombre de spermatozoaires vivants, les cristaux apparaissent très tardivement, quelquefois le troisième jour seulement, parce que la cristallisation, dans un liquide agité comme le sperme normal qui contient beaucoup de spermatozoaires, est impossible. Mais quand le sperme renferme des spermatozoaires inanimés ou petits, alors les cristaux spermatiques apparaissent dès la fin de la première demi-heure. Par conséquent, plus ces cristaux se forment vite, plus ils sont nombreux, moins le sperme est bon.

La cause la plus commune des pollutions et de la spermatorrhée sont les excès vénériens et surtout l'onanisme. Les excès vénériens donnent lieu à des érections prolongées; or chaque érection s'accompagne d'un gonflement du vérumontanum. Par suite de ces congestions trop fréquentes et trop prolongées de la portion prostatique, un état catarrhal se localise dans le vérumontanum accompagné d'une violente hyperémie ou hyperesthésie de toute la région prostatique de l'urèthre, d'où naissent, par suite, provoquées par une action réflexe, tantôt des pollutions, tantôt la spermatorrhée. Quand il s'agit d'un processus catarrhal du vérumontanun, nous le reconnaissons en voyant parfois suspendus dans l'urine des malades affectés de pollutions des filaments consistant en corpuscules de pus, en épithélium et en spermatozoaires. Quand on examine ces malades à la sonde, on trouve la partie prostatique tellement sensible que la douleur leur arrache des cris. Quand on regarde la muqueuse de la portion prostatique à l'endoscope, on la trouve rouge cerise sombre, gonflée, privée en partie de son épithélium et légèrement saignante.

D'autres espèces d'inflammations de la prostate ont néanmoins pour conséquence soit des pollutions, soit la spermatorrhée. Ainsi on voit, surtout dans la gonorrhée chronique, consécutivement à la phlogmasie des vésicules séminales, apparaître des pollutions qui n'avaient jamais existé auparavant. Dans la prostatite chronique et dans l'hypertrophie prostatique, par contre, on peut presque toujours trouver des spermatozoaires dans le sédiment urinaire, preuve que, par suite du processus inflammatoire et de l'hypertrophie des glandes, les muscles obturateurs des conduits éjaculateurs sont devenus insuffisants.

Dans les affections du système nerveux central, c'est un fait connu, qu'on voit apparaître soit des pollutions, soit de la spermatorrhée. Il n'est pas rare non plus qu'un prépuce trop étroit, un phimosis, soit une cause de pollutions. Dans des cas de phimosis, j'ai pu, plusieurs fois, en le faisant disparaître, guérir les pollutions aussi bien que l'impotence. Le nervosisme seul n'engendre guère de pertes séminales ; cependant on en observe chez ces individus, surtout quand il y a eu simultanément excès vénériens et onanisme.

Le diagnostic des pertes séminales doit être toujours fait au moyen du microscope. Naturellement la présence des spermatozoaires joue ici le rôle important, mais alors seulement que le sperme en question renferme réellement des spermatozoaires. Dans l'azoospermie, au contraire, qui peut s'associer aux pollutions ou à la spermatorrhée, cela naturellement ne suffit pas. Dans ce cas, il faut déposer la goutte dans une chambre humide et examiner, au bout de quelques heures, si les cristaux spermatiques caractéristiques se sont formés.

Quand on trouve au microscope constamment ou au moins très souvent dans le sédiment urinaire des spermatozoaires, quand le malade rend après les selles ou la miction une certaine quantité de sperme, ou enfin quand on peut souvent faire sortir de son urèthre une goutte blanchâtre contenant des spermatozoaires, c'est qu'il est atteint de spermatorrhée. Mais quand cette exploration donne un résultat négatif et qu'il y a éjaculation la nuit seulement, le malade est atteint de pollutions. Il est vrai qu'on rencontre parfois des formes mixtes, mais avec prédominance ordinaire des pollutions ou de la spermatorrhée, en sorte qu'on peut dans tous les cas les distinguer facilement.

Quand les pollutions sont fréquentes, on voit apparaître les symptômes généraux les plus divers, accompagnés principalement d'excitations du système nerveux; tandis que dans la spermatorrhée, ce sont la dépression, l'impuissance et la mélancolie qui dominent le premier plan. Les malades qui ont de fréquentes pollutions souffrent ordinairement de vertiges et d'embarras de la tête, phénomènes qui se montrent le matin et rendent les sujets incapables de tout travail intellectuel. Parfois aussi il y a une sensation de tiraillement à l'occiput. Les malades sont tellement surexcités qu'ils tressaillent à chaque bruit inattendu, changent à chaque instant de couleur, roulent des yeux inquiets et laissent voir, en parlant, un trouble qui ne s'observe qu'au degré le plus élevé de l'agitation, en sorte, qu'à certains moments, la voix leur fait défaut. Très souvent on rencontre des difficultés respiratoires et des palpitations nerveuses. Quand on fait déshabiller le malade, on remarque, en examinant son corps de près, des tressaillements musculaires légers et continuels.

Dans la spermatorrhée, on constate assez souvent que les testicules et la peau des organes génitaux sont moins sensibles à l'excitation électrique, tandis qu'il y a hyperesthésie du canal.

La thérapeutique dans les pertes séminales est tantôt générale, tantôt locale. En même temps, toutefois, il faut prescrire aux malades un genre de vie excessivement réglé. Il est clair qu'avant tout, les excitations sexuelles et l'onanisme doivent être évités, mais il est aussi nécessaire que les sujets s'abstiennent, au moins temporairement, de tout travail fatigant, soit physique, soit intellectuel. Un séjour fortifiant à la campagne ou dans les montagnes, joint à une cure de lait, d'eau froide, soit dans une rivière, soit à la mer, est tout à fait indiqué. Le régime devra consister en éléments d'une digestion facile et tout à fait dépourvus de stimulant. Les épices, les spiritueux, le café et le thé condensés devont être évités. On mangera de préférence le jour et pas trop à la fois. Le soir surtout, avant de se mettre au lit, on ne prendra qu'un léger repas et très peu de liquide, pour que ni l'estomac, ni les intestins, ni la vessie elle-même ne soient trop remplis.

Le sommeil ne sera pas trop prolongé et le lever matinal devra être particulièrement recommandé. Les matelas seront relativement durs, ce qu'on obtiendra en les bourrant fortement. L'oreiller doit être en crin, et, pour couvrir le corps, on n'emploiera jamais de couvertures épaisses, lourdes et échauffantes. Les malades éviteront de se coucher sur le dos, et le matin en se réveillant ils videront immédiatement leur vessie, car, dans le décubitus dorsal, les intestins remplis pèsent sur les vaisseaux sanguins afférents et augmentent par là l'hyperémie de la portion prostatique. Or, l'hyperémie augmente aussi l'hyperesthésie de ces parties, et il suffit alors d'excitations relativement très légères (par exemple une couverture épaisse, l'attouchement avec la main), pour produire des contractions réflexes des vésicules séminales, c'est-à-dire des pollutions.

Le quinquina et le fer sont indiqués comme toniques, quand prédomine la faiblesse avec anémie. Le camphre et le lupulin ne m'ont jamais donné de grands résultats, pas plus que l'extrait de belladone et de valériane. Par contre, le bromure de potassium exerce une action tout à fait remarquable pourvu qu'on en administre de fortes doses. J'en donne ordinairement 3 à 4 grammes par jour, mélangés à une grande quantité de lait ou d'eau sucrée. Parfois, l'extrait de seigle ergoté agit très bien, surtout dans la spermatorrhée : il faut en faire prendre au moins 50 centigrammes par jour.

Le traitement par l'électricité se fait, d'après Benedikt et Schulz, au moyen des courants continus, et dure ordinairement de six à dix semaines. Séances de deux à trois minutes, quatre à six fois par semaine. On emploie des courants assez faibles pour être à peine sentis. Le pôle cuivre est appliqué sur les vertèbres lombaires, et, avec le pôle zinc, on frotte successivement et souvent les cordons spermatiques, le pénis et le périnée. Par ce moyen, on doit calmer l'excitabilité réflexe morbide de la moelle épinière.

Toutefois, le traitement local des pertes séminales est le meilleur. Quand on part de l'idée que, dans la plupart des cas, il s'est produit à la suite d'excès vénériens ou d'onanisme des modifications de la portion prostatique donnant lieu, par action réflexe, à des pollutions et à de la spermatorrhée, on comprend les avantages du traitement local.

Dans beaucoup de cas, on retire déjà un grand avantage de l'usage de sondes métalliques lourdes et volumineuses. On introduit tous les jours, ou au moins tous les deux jours une fois, une sonde métallique, pendant que le malade est couché en ayant soin de la faire pénétrer jusque dans l'intérieur de la vessie, et on l'y

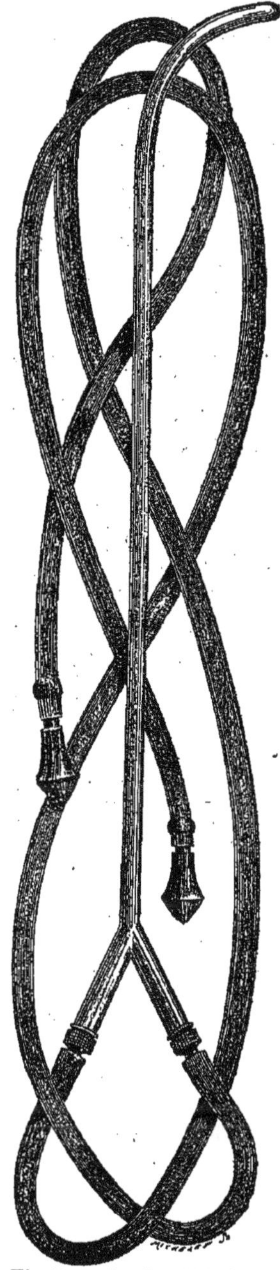

Fig. 7. — Sonde réfrigérante
(psychrophore) 2|3 de grand.

laisse à demeure en augmentant peu à peu de cinq à trente minutes. On choisit, à chaque séance, une sonde assez volumineuse pour passer exactement au travers de l'orifice uréthral, c'est-à-dire ordinairement les numéros 20 à 26 de la filière Charrière. Ces sondes agissent en comprimant par leur poids et leur volume la région prostatique. Quand il existe en même temps une hyperesthésie du canal, on peut commencer par introduire des bougies, et Pitha donne, pour cela, la préférence à celles de cire.

La sonde réfrigérante [psychrophore dit de Winternitz (fig. 7)] agit de la même manière et mieux encore. C'est un cathéter métallique fermé, à double courant, au tuyau d'entrée et de sortie duquel sont fixés des tubes en caoutchouc de longueur convenable. L'extrémité du tube d'entrée plonge dans un vase plus élevé rempli d'eau froide, celle du tuyau de sortie dans un vase vide reposant sur le sol. Quand on aspire légèrement à l'orifice du tuyau de sortie, l'eau froide coule par l'une des divisions de la sonde dans le vase inférieur et maintient la sonde dans un état de fraîcheur uniforme. Ici donc la pression du métal s'unit au froid pour agir sur la portion prostatique. La température de l'eau est variable ; d'ordinaire, on commence avec de l'eau à peu près à la température de la chambre et l'on passe insensiblement à celle de l'eau de puits. J'ai souvent observé que la première était mal supportée ; la seconde, au contraire, sup portée parfaitement et avec un résultat excellent. La durée d'une séance varie de cinq à trente minutes. S'il survient des signes de catarrhe vésical, il faut interrompre le traitement pendant quelques jours.

Les astringents agissent aussi très avantageusement quand on les applique sur la région prostatique. Il est possible de les introduire dans cette région à l'état

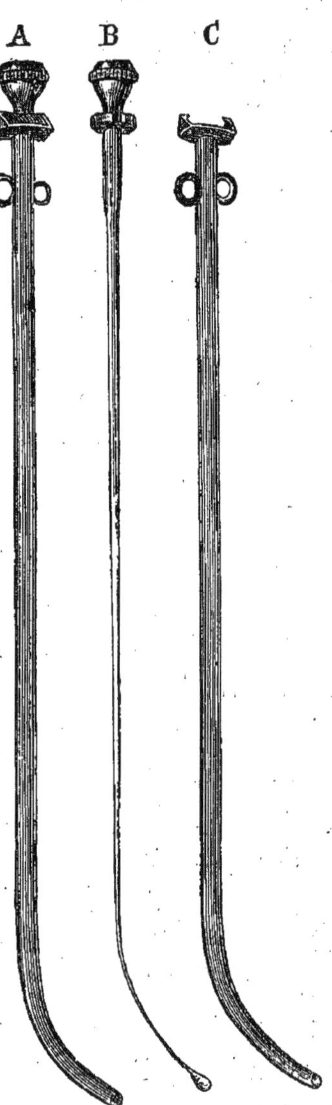

Fig. 8.

Porte-remède de Dittel.

2/3 de grandeur.

(Ces instruments se trouvent chez J. Leiser, fabricant.)

liquide aussi bien que sous forme de petits suppositoires uréthraux de la grosseur d'un grain d'orge,
au moyen du porte-remède de Dittel. Pour appliquer
les astringents liquides, on peut très bien se servir de
mon cathéter-seringue court, comme je l'ai dit
page 20. Mais, si l'on veut agir immédiatement avec
plus d'énergie et d'une manière plus durable sur la
région prostatique, on se servira des suppositoires
uréthraux et des porte-remèdes de Dittel (fig. 8).

Le porte-remède de Dittel A se compose d'un cathéter en argent à bout coupé et courbure courte. Celui-
ci est bouché par un obturateur B également en argent.
L'obturateur est muni à son extrémité d'une olive qui
entre exactement dans l'orifice du cathéter C, le ferme
hermétiquement en l'arrondissant. En arrière est un
bouton qu'on peut fixer au cathéter au moyen d'une
fermeture à baïonnette.

J'emploie à cet usage de petits suppositoires au tannin ou au nitrate d'argent mélangé au beurre de cacao
(tannin pur, 50 centigr.; beurre de cacao, q. s., pour
cinq suppositoires en forme de grain d'orge; ou nitrate d'argent, 5 centigr.; beurre de cacao, q. s., pour
cinq suppositoires de même forme).

Le malade étant couché et l'index gauche dans le
rectum, le porte-remède est introduit dans la portion
prostatique, l'obturateur enlevé et le suppositoire
poussé dans son intérieur. Au moyen de cet instrument,
on peut déposer dans la région prostatique une quantité voulue d'un médicament. Si l'on veut cautériser le
vérumontanum, on procède tout à fait de même; seulement, on emploie pour cela des suppositoires uré-

thraux de nitrate d'argent deux fois plus forts (nitrate d'argent, 10 centigr. ; beurre de cacao, q. s., pour cinq suppositoires en forme de grain d'orge). Quand le petit bouchon a été introduit dans la région prostatique, le malade reste tranquillement couché un quart d'heure. Pendant ce temps, le petit bouchon a fondu dans l'intérieur de la portion prostatique et a produit son effet. Le mieux, c'est que les malades se mettent aussitôt dans leur lit. Quand, pour la cautérisation, on a employé les petits bouchons de nitrate d'argent plus énergiques, le malade ressent, quelques minutes après, une violente envie d'uriner et une douleur vive au col de la vessie. Quelques heures après, quelquefois le lendemain seulement, apparaît une hémorrhagie plus ou moins abondante de l'urèthre. Celui-ci est très sensible, la miction devient douloureuse. Les malades désirent la position horizontale dans le lit. Quand l'hémorrhagie est abondante, il faut appliquer des compresses froides sur le périnée. Au bout de deux ou trois jours, la douleur et le pressant besoin d'uriner s'apaisent, et les malades, à cela près d'un léger écoulement de l'urèthre disparaissant aussi dans le même espace de temps, se trouvent bien portants.

J'ai déjà observé de la rétention d'urine, une hémorrhagie abondante et d'autres phénomènes désagréables après la cautérisation. Je conseille donc de n'y avoir recours que quand les malades peuvent rester de deux à cinq jours couchés tranquillement. Chez les individus très sensibles, je n'applique que moitié dose, c'est-à-dire un demi-suppositoire et je n'arrive à l'employer entièrement que si elle est bien supportée. Une

seule cautérisation n'étant pas d'ordinaire suffisante,
il faut la renouveler deux ou trois fois. Mais on ne doit
pas cautériser au nitrate d'argent plus d'une fois, tout
au plus deux fois par semaine. Quels que soient les
résultats avantageux retirés de la méthode de Lalle-
mand, je préfère la cautérisation avec le porte-remède de Dittel, parce que, comme cela a déjà été
dit, on fait agir sur la portion prostatique une quantité
de nitrate d'argent exactement définie.

Quand la spermatorrhée prédomine, quand les pollutions ont lieu rarement ou pas du tout, on peut aussi
essayer la faradisation par le rectum, telle qu'elle a
été décrite en parlant de l'énurèse, page 66. Parfois
on constate une amélioration en ce sens que les désirs
vénériens se réveillent, que les érections se produisent,
que les pertes répétées du sperme après la miction et
les selles disparaissent et sont remplacées par des pollutions nocturnes. Partant de cette idée que la spermatorrhée consiste dans un relâchement de canaux éjaculateurs, Trousseau a indiqué son compresseur de la
prostate pour guérir les pertes séminales. C'est un
bouchon dont une extrémité en forme d'olive varie du
volume d'un œuf de pigeon à celui d'un œuf de poule,
et dont l'extrémité opposée munie d'une pièce trans-
versale se raccourcit peu à peu. Ce bouchon en caoutchouc durci est percé, pour laisser passer les excréments, et fixé par un bandage en T. L'olive un peu
aplatie, introduite dans le rectum, presse sur la prostate et doit, par suite, comprimer les conduits éjaculateurs élargis et béants et, de cette manière, arriver
à guérir la spermatorrhée. L'instrument est ordinai-

rement très mal supporté par le malade et son effet est généralement tout à fait insuffisant.

Si les pollutions étaient entretenues par un phimosis, un varicocèle, une pierre, des productions morbides du rectum, il faudrait naturellement enlever la cause au moyen d'une opération.

NÉVROSES SÉCRÉTOIRES

DES ORGANES GÉNITO-URINAIRES

Polyurie; anurie; phosphaturie; prostatorrhée; son traitement.

D. Les névroses secrétoires de l'appareil génito-urinaire compliquent si souvent celles de la motilité et de la sensibilité qui viennent d'être décrites, qu'elles ne sont d'ordinaire étudiées qu'en seconde ligne et, par conséquent, rarement comme maladies isolées. De même que la plupart des névroses sécrétoires ont déjà été mentionnées dans la description des névroses particulières de la motilité et de la sensibilité, elles ne seront, à l'exception d'une seule, que mentionnées brièvement dans ce qui suit.

Les névroses secrétoires de l'appareil urinaire sont circonscrites à une anomalie de sécrétion du rein comme organe séparateur de l'urine. Nous reconnaissons cette anomalie en examinant l'urine, ainsi que nous l'avons dit longuement dans l'introduction au chapitre URINE. Nous observons, dans ces cas, tantôt de la polyurie (urine spatique)[1], tantôt de l'anurie (anurie hystérique), soit une urine alcaline ou neutre, sans qu'il y ait simultanément catarrhe vésical. Parfois nous voyons des

---

1. Urine nerveuse.

phosphates terreux se déposer et troubler l'urine, quand on la chauffe (phosphaturie, Teissier), dans d'autres cas apparaître une plus grande quantité d'indigo (Kletzinski); ou bien du sucre et de l'albumine se montrer en passant.

E. Les névroses sécrétoires de l'appareil génital se montrent tantôt sous forme de polyspermie, tantôt sous celle d'aspermie, comme nous l'avons dit en détail à l'article SPERME, en sorte qu'il ne reste plus à mentionner que la névrose sécrétoire de l'urèthre. Dans toute excitation sexuelle, dès que l'érection s'est produite, longtemps avant que l'éjaculation n'ait lieu, il sort par le méat une goutte claire, transparente, filamenteuse, d'aspect albumineux. Cette goutte claire, filamenteuse, représente la sécrétion des glandes accessoires de l'appareil génito-urinaire et se compose du produit de la prostate, de celle des glandes de Cooper et de Littre. Comme la prostate est la plus volumineuse de ces glandes, il paraît évident que la masse principale de ce liquide clair en provient. L'objet de cette sécrétion paraît être de lubréfier le canal et de faciliter la sortie du sperme, qui est un liquide plus consistant que l'urine. Quand ce liquide clair et filant est sécrété en plus grande quantité et sans excitation sexuelle, on dit qu'il y a prostatorrhée. Gross le premier a décrit cet état avec détail. Il lui donne comme origine une prostatite subaiguë et chronique. La prostatorrhée peut être temporaire ou permanente. Quand elle est légère, on l'observe souvent après la gonorrhée, parce que la goutte jaunâtre devient peu à peu blanchâtre, floconneuse et enfin aqueuse, incolore et un peu gluante. Les malades disent ordinairement que la blennorrhagie a bien disparu, mais qu'ils se sentent un peu mouillés. Chaque fois qu'ils examinent le canal et en écartent les lèvres, il en sort une goutte de liquide clair, légèrement visqueux qui les importune. Cependant cette hypersécrétion ne reste pas toujours aussi faible. Parfois elle devient si abondante que la chemise du patient est continuellement humectée d'un liquide clair comme dans la blennorrhagie aiguë.

Les causes de la prostatorrhée sont l'onanisme, les excès vénériens ou plus souvent la gonorrhée. On cite, il est vrai, encore d'autres causes qui agissent en excitant le col de la vessie ou la prostate, comme la pierre dans la vessie, les maladies du rectum et autres. Cependant le plus grand nombre des cas et les plus beaux sont fournis par la gonorrhée. Ordinairement on voit la prostatorrhée couler plus abondamment alors qu'il y a eu une prostatite évidente et que la blennorrhagie a été compliquée de cystite et d'épididymite. Quand il y a prostatite chronique, avec épaississement et gonflement de ses lobes ou hypertrophie de la prostate, on observe aussi une hypersécrétion uréthrale, ni claire, ni transparente, mais laiteuse, trouble et floconneuse (prostate lactifère) parce qu'elle renferme des éléments cellulaires (corpuscules de pus.)

Le diagnostic se fait en examinant au microscope le liquide sécrété. Quand la goutte incolore ou blanchâtre contient des spermatozoaires, il y a spermatorrhée et non prostatorrhée. Mais, quand il ne renferme pas de spermatozoaires, il peut être un sperme d'azoospermie, ou provenir de la prostate. Pour arriver à le reconnaître, on laisse dessécher lentement la goutte sur le porte-objet, ou, quand on a pu recueillir une plus grande quantité de liquide, on l'abandonne au repos pendant quelques heures et on examine le dépôt au microscope. Si l'on trouve alors de beaux cristaux spermatiques (caractéristique du contenu des vésicules séminales), c'est que le liquide provient d'un individu affecté d'azoospermie, mais quand on aperçoit seulement dans la goutte, desséchée lentement, des cristaux semblables à ceux du sel de cuisine, c'est qu'il s'agit d'une sécrétion de la prostate. Parfois, on peut aussi découvrir des corpuscules amyloïdes qui prouvent d'une façon certaine que c'est du liquide prostatique. Ordinairement cependant on ne voit au microscope dans le liquide clair et filant que de l'épithélium cylindrique et des corpuscules muqueux isolés.

A l'examen de l'urèthre avec la sonde, on trouve ordinairement la région prostatique très sensible. A l'exploration digitale par le rectum, on ne sent rien d'anormal. Parfois cependant on constate les restes d'une prostatite consistant dans des dépressions indurées, de l'asymétrie des lobes, etc. L'urine est claire et dépose des phosphates quand on la chauffe.

Le pronostic dans la prostatorrhée est favorable ; mais, comme dans la plupart des névroses de la sphère génito-urinaire, la durée du traitement jusqu'à guérison complète ne peut être indiquée avec certitude.

La thérapeutique de la prostatorrhée est celle qui a été décrite d'une façon complète pour les pertes séminales. Il n'y a qu'une remarque à faire, c'est que, dans ce cas, la faradisation de la prostate par le rectum donne parfois de bons résultats. Mais ici aussi le traitement local est le meilleur. Il consiste dans l'emploi des astringents liquides appliqués avec le cathéter uréthral court (voyez page 20) qui donne les meilleurs résultats. Si toutefois ce procédé ne devait pas conduire au but cherché, la cautérisation de la portion prostatique au moyen du porte-remède de Dittel serait indiquée (voyez page 85).

TABLE DES MATIÈRES

BIBLIOTHÈQUE NATIONALE R. F.

NÉVROPATHIES DE L'APPAREIL GÉNITAL.

NÉVROSES DE LA MOTILITÉ.

ÉNURÈSE.

NÉVROSES MOTRICES DES ORGANES GÉNITAUX.

NÉVROSES SÉCRÉTOIRES DES ORGANES GÉNITO-URINAIRES

Paris. — Typ. Pillet et Dumoulin, 5, rue des Grands-Au ...

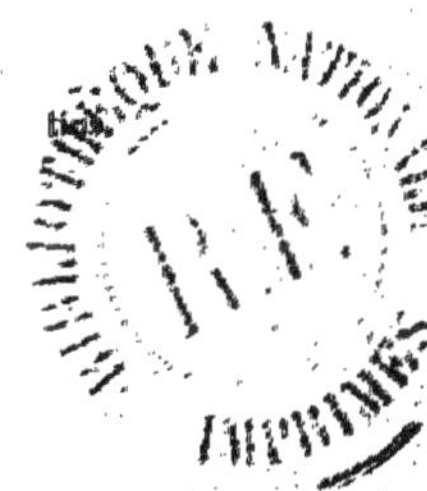

www.ingramcontent.com/pod-product-compliance
Ingram Content Group UK Ltd.
Pitfield, Milton Keynes, MK11 3LW, UK
UKHW031840170726
13836UKWH00004B/1793